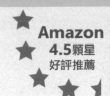

關於 Disease 病
心臟病

醫生可能不會說的事

揭露冠心病真相，教你面對
心臟代謝的革命性飲食計畫

The Revolutionary Book That Reveals
the Truth Behind Coronary Illnesses—And How You Can Fight Them

by Mark Houston 馬克・休斯頓 醫師

歐忠儒 醫學博士 ——— 總審訂

林俊忠 醫師 ——— 編譯

What Your Docter
May Not Tell you about

CONTENTS 目錄

4   總審訂專序 / 歐忠儒醫學博士

6   編譯序 / 林俊忠醫師

8   推薦序一 / 侯榮原院長

11   推薦序二 / 邱冠明院長

12   國外醫界名人五顆星誠摯推薦

15   免責聲明

16   致謝

17   前言   **心臟病的悲傷真相**

這本書解釋冠心症的真正風險因子，嘗試找出這些因素如何威脅著你我心臟健康。

23   第 *1* 章   **醫生，為何我得了心臟病？**

多年來我們認為，心臟疾病起於動脈粥狀硬化（動脈阻塞）。直至今日我們才得以了解，心臟疾病始於內皮受損。

39   第 *2* 章   **心臟病療癒八步驟**

減少冠心症風險的關鍵，就是及早發現、及早積極預防，和治療所有確認風險因子，避免一切可以破壞內皮的東西。

43   第 *3* 章   **發炎：心臟病的可怕元凶**

心臟疾病始於內皮的輕微刮傷。發炎就是藉由這種刮痕開始，進行這可怕的發展。

55   第 *4* 章   **抑制氧化，一個醞釀中的災難**

氧化，一種不斷發生的天然生化反應過程，產生的自由基會破壞蛋白質、細胞膜和基因平衡。

75   第 *5* 章   **搞定膽固醇：那些數字沒告訴你的事**

LDL（低密度脂蛋白）顆粒的數量，正是一項關鍵，當它越多越小，罹患冠心症風險更高。

91   第 *6* 章   **讓血液完美流動**

血液流經冠狀動脈的速度或模式的改變，會提高心臟疾病風險，在動脈壁留下刮痕，導致動脈粥狀硬化、血栓和堵塞。

103　第 **7** 章　**別讓糖與胰島素害了心臟**

當糖份攝取量上升時，HDL 會下降，而三酸甘油酯升高。
高血糖，是冠心症的危險因素之一。

115　第 **8** 章　**其他心臟的危險因子**

幾乎所有會導致發炎和氧化壓力的危險因素，也會導致血
管的自體免疫功能失調，其中包含生活方式和情緒。

127　第 **9** 章　**吃出健康心臟**

ICDPPD 飲食法，整合了地中海和得舒飲食，就從增加蔬菜
水果，減少精製碳水化合物、糖、穀物和飽和反式脂肪開始。

147　第 **10** 章　**運動，讓心臟健康 1：ABCT 運動計畫理論**

ABCT 運動計畫，提高動脈和心臟的整體健康。透過正確
運動，可以減緩，甚至逆轉老化，增強心血管系統。

157　第 **11** 章　**運動，讓心臟健康 2：ABCT 運動計畫實踐**

ABCT，結合有氧、無氧和阻抗運動，帶給身體絕佳的好處。
讓人在短時間內，享受到最好的訓練效果。

193　第 **12** 章　**心臟病治療，應該有新的選擇**

遠離冠心症，重點在預防，而非干預。「整合心血管疾病
防治計畫」正是一個保護心血管系統的絕佳方案。

199　附錄一　**心血管的主要危險因子**

203　附錄二　**同半胱胺酸和一氧化氮**

209　附錄三　**消除發炎和控制高敏感性 C 反應蛋白**

225　附錄四　**減少氧化壓力**

235　附錄五　**抗氧化劑、抗發炎補充劑和其他方法**

259　附錄六　**冠狀動脈相關疾病的營養補充方案**

267　附錄七　**評估心臟年齡**

281　　　　　**參考文獻**

292　　　　　**本書相關名詞中英對照表**

300　　　　　**作者介紹**

總審訂專序 | 改變疾病發展的關鍵，掌握恢復健康的契機

　　常聽到有人以不敢置信的表情說：「這麼強壯的身體，怎麼會『突然』就中風呢？」是啊，人怎麼可能會好好的沒事「突然」就生病呢？！

　　其實除了傳染病與急症外傷，所有的慢性疾病都有它發展的「進程」，而這個過程，往往可能需要十幾二十年，這段時間身體內的緩慢變化，就是改變疾病發展的關鍵；有預防醫學概念的人，會懂得善用功能醫學檢查監控這些變化，用對保養的方法，就能掌握恢復健康的契機。

　　心血管代謝症候群（CardioMetabolic Syndromes，CMS）是現今全球人類共同面臨的健康問題，心血管代謝相關疾病如心肌梗塞（Myocardial Infarction）、冠狀動脈心臟病（Coronary Heart Disease）、動脈粥樣硬化（Atherosclerosis）等，在全世界先進國家的死因排行中與癌症並列前茅，相關疾病症狀，如高血壓（Hypertension）、糖尿病（Type 2 Diabetes）、高血脂（Dyslipidemia）、慢性腎病（Chronic KidneyDisease）的發生率，也是逐年提高，發生年齡也不斷降低。

　　台灣地區四十歲以上的民眾當中，有一半以上皆為代謝症候群人口，當中又有七成以上的人沒有顯著疾病症狀，更不知道自己已深陷相關慢性疾病的高風險之中。CMS 的盛行率高居不下，顯示多數現代人均深陷高度風險因子之中，而這些風險因子，必然與現代人的日常生活緊密相關，尤其中西飲食文化的快速融合，使得潛伏在其中的健康危機跟著在各地「流行」。

　　馬克‧休斯頓醫師（Mark Houston, MD）為美國高血壓及血管生理學協會（Hypertension Institute and Vascular Biology）的執行長，也是新興的功能醫學醫師。透過這本書，了解心血管疾病的真正三大原因：發炎、氧化壓力及自體免疫，而心臟

病的致病機轉，就是因這三方面失衡所造成的；我們對於血脂有採取完全不同的方法。

大多數人努力想降低低密度脂蛋白膽固醇（LDL），但LDL並不是完整的故事；如果只測量LDL，會錯過真正催化心臟病，尤其是冠狀心臟病的LDL顆粒數以及顆粒尺寸，唯一可以真正準確測量的是進階的血脂譜，才是真正管理血脂的藝術：相較於舊式的總濃度檢測，從進階的血脂譜可以準確的檢測出問題的所在。

休斯頓醫師在書中提供了許多健康食譜，可以依照食譜選擇正確的食物，搭配ABCT運動練習，並結合功能醫學的治療方針，能作為心臟疾病的治療方向。

去年，因緣際會透過瀚仕功能醫學研究中心舉辦研討會，與馬克‧休斯頓醫師交流，再加上這本翻譯書籍問世，本人獲益良多，深入淺出的文字內容，即使一般民眾也能了解，打破了傳統心血管疾病預防及治療的觀念，值得推廣。

英國肯邦大學醫學博士
美國環宇大學東西方自然醫學研究所教授
美國自然醫學會認證醫師
瀚仕功能醫學研究中心創辦人
中華功能醫學協會理事長

歐忠儒 Dr. O

編譯序 | 結合病理、生理、飲食、營養與運動學的綜合療法

心臟血管疾病在目前國人十大死因中排名第二位，僅次於癌症。如果合併計算心臟血管相關的死因，如中風、慢性腎臟病、糖尿病，恐怕遠超過癌症。因此心臟血管疾病的重要性無庸置疑。

隨著近年觀念與檢驗技術的進步，讓吾人對心臟血管疾病有更深入的理解。然而這些觀念未必廣泛普及到許多臨床執業的醫師，更不用談一般民眾。

本書的作者馬克‧休士頓醫師（Dr. Mark Houston）是美國正規醫療院所執業的心臟血管科醫師，不僅如此，也是新興的功能醫學醫師。學識淵博的休士頓醫師一年演講無數場，也有豐富的研究經驗與論文發表。2015 年應國內知名瀚仕功能醫學研究中心邀請來台演講。譯者因此印象深刻，同時也對此著作產生高度的認同感。

本書內容與本人數十年的執業經驗與心得幾乎吻合，同時也是最新的醫療觀念，故本人特地翻成中文，以利廣大民眾接收新知。

過去心臟血管疾病導因於佛明翰風險指數的觀念（Framingham Risk Score），總是執著於特定的危險因子，如高血壓、高血脂、高血糖、抽煙、肥胖、年齡等。

然而臨床上不少患者卻沒有或只是擁有其中的少數因子（也就是所謂的低風險群），所以讓很多人在發病前誤以為自己健康沒有威脅，抑或造成醫病雙方對於控制好三高指數就志得意滿，以為從此高枕無憂，因而錯失根本治療而使病情繼續進展。加上國內健保制度，讓醫院的醫療衛生教育與檢驗項目根本無法提供最新最全面的資訊給民眾，這些絕非民眾之福。

本書中描述到，關於心臟血管疾病其他許多的危險因子，與更根本的原因，如慢性發炎、氧化壓力、內皮功能不良、重金屬中毒、營養失調、基因變異等，甚至關於膽固醇指標的最新觀念，除了對致病因子深入簡出的介紹之外，更建議在飲食方面如何攝取，才能做到完善的心血管保護，加上運動 ABCT 原則讓控制體重、抗氧化、提升心血管功能皆能達到事半功倍的效果。

令人驚豔的是，休士頓醫生將自己在營養學與補充品方面的經驗，全面公開，以科學的角度加以驗證闡明。過去從沒有或是只有少數正規醫師能結合病理、生理、飲食、營養與運動學來做一個綜合療法。相較之下，一些由非專業醫師所著作之書籍，常伴隨以偏概全的通病。因此本書特色，是坊間書籍完全無法比擬的。

最後感謝亞東醫院心臟血管中心、瀚仕功能醫學研究中心的協助，本書中所提到的相關檢測，都已經可以在國內檢驗並進入臨床運用階段，證明台灣的醫療技術觀念與世界同步。

特此翻譯此書呈現給所有人。

醫師
林俊忠 Dr. Zero

推薦序 ▌ 預防心血管疾病的新思維

　　心臟病近年來已躍升為國人十大死因之第二位，亦是猝死的主要原因。一旦不幸得到心臟病，除了治療之外，如何預防惡化或再發作，甚至於尚未有心臟病的「亞健康者」，如何預防心臟病，是大家所關心的。

　　近年來，功能醫學已成為一門新興的臨床醫學。有別於傳統醫學（主流醫學）是疾病導向的醫學，針對各器官（如心臟）的疾病做檢查及治療；而功能醫學則是整合性的評估全身各系統有無異常，如有無發炎、荷爾蒙是不是平衡、有無慢性食物過敏、壓力是否過大、重金屬是否太多等。

　　一旦有異常，透過飲食、生活型態調整、排毒、營養素及醫療級營養品 (Nutraceuticals) 補充等，達到身心靈的平衡，進而預防、調整或扭轉疾病。

　　馬克・休斯頓（Mark Houston）醫師是世界級的美國功能醫學大師。本人參加美國抗衰老學院（A4M）取得專科醫師（ABAARM）及院士（FAARM）資格，在訓練過程中，有關心血管疾病的功能醫學即由馬克・休斯頓醫師主講。他的授課內容豐富、精闢，讓我們學到了最先進的心血管疾病預防醫學。瀚仕功能醫學研究中心與亞東醫院心臟內科林俊忠醫師，共同合作審訂編譯馬克・休斯頓博士的著作《What Your Doctor May NOT Tell You about Heart Disease》，讓心血管疾病的功能醫學在台灣推廣、紮根，深具意義，值得肯定。

　　馬克・休斯頓醫師在書中以功能醫學的角度，講述冠狀動脈心臟病的真正成因及預防、治療策略，並提出很多新的觀點，改變我們對粥狀動脈硬化、缺血性心臟病的致病機轉及預防策略之新思維。例如：

一、心臟病真正的原因，不是高血壓、糖尿病、膽固醇過高、肥胖、抽煙等五大危險因子，而是發炎、氧化壓力及免疫系統功能失調所導致。

二、解決五個主要危險因子，並不能預防心臟病發作。治療及預防心臟病發作，必須針對發炎、氧化壓力、免疫功能失調做調整。

三、空腹血糖高於 80 mg/dl，應視為異常，每增加 1 mg/dl 就會增加 1% 的冠狀動脈心臟病風險。血糖代謝是否完全正常，要考慮到胰島素及糖化血色素是否正常。

四、低密度脂蛋白可以依據大小、密度分為五種亞型，其中小而密度大的（small dense） LDL 是導致動脈硬化的元兇，測量其數目（particle number）可以準確預測心血管疾病的風險，並當作治療效果的指標。而高密度脂蛋白（HDL）數值並非愈高愈好，因為有可能是沒有「功能」的（dysfunctional HDL）。若大於 85 mg/dl，需考慮是如此。

美國心臟學會提出：飲食及生活型態調整，是對抗心血管疾病的最佳武器。目前醫學研究證實，最能有效降低心血管疾病的飲食是地中海型飲食，最能降低血壓的飲食是得舒飲食（DASH diet）。馬克・休斯頓醫師整合地中海型飲食和得舒飲食，發展出心血管疾病預防計畫飲食（ICDPPD），藉由飲食可以針對心血管疾病危險因子，及可能的發炎、氧化壓力、免疫失調做調整及預防。

常運動、有宗教信仰、良好睡眠，達到身心靈平衡，是預防心血管疾病很重要的一環。書中提出 ABCT 運動，包括有氧運動、健體、塑身，以達身心平衡，佔了很大篇幅。

ABCT 運動，有別於傳統的有氧運動及重力訓練觀念及內容，譬如：有氧運動、重力訓練時間比例是 1：2；有氧運動強度跟時間是間隔的比較好。ABCT 運動，是以心血管疾病預防為目的所設計的運動療程，值得推廣。

　　讀完整本書，感覺譯者文筆流暢，而原作者馬克‧休斯頓清楚完整講述心臟病背後真正原因，不在五大「危險因子」，而要從功能醫學角度去探討有無發炎、氧化壓力及免疫失調，並且要從飲食、生活型態做調整。作者並且提出整合預防及治療策略，包括如何使用營養素、醫療級營養品，並完整提出其獨創的 ICDPPD 飲食及 ABCT 運動。

　　這本書改變了我們對心血管疾病預防及治療的觀念，本人樂於推薦給有興趣者詳細閱讀。

中華民國心臟學會專科醫師
美國抗衰老學院 (A4M)
專科醫師、院士
高雄健和診所院長

侯榮原

　　林俊忠醫師畢業於台南一中和台灣大學醫學系，之後在林口長庚醫院及振興醫院，接受完整的內科醫師以及心臟內科專科醫師訓練，取得心臟專科醫師之後，成為亞東心臟血管中心的一分子。

　　林醫師在院服務期間，屢次獲得就醫民眾的好評，也累積了可觀的心臟介入手術經驗，是位知識、技術和態度都被肯定的醫師。並多次參與國內外大廠的研究計畫，定期發表學術演講與論文。

　　近年來，林醫師在血管功能室極力發展與研究血管生理學，包含：血管內皮功能的檢測、中央動脈血壓、血管彈性硬度的量化、交感神經興奮等攸關心血管疾病的議題；更與國內知名的瀚仕功能醫學研究所合作，發展氧化壓力、重金屬汙染、慢性發炎、營養補充品等新興領域。他從重症緊急醫療，到臨床照護的經驗，深知預防保健的重要性。從而向前延伸，進入了現今醫療院所較少觸及的健康促進的領域。

　　同時，林醫師也是養生專家與運動愛好者，過去在台大期間是劍道校隊，現在即使在繁忙的工作之餘，仍不時參加瑜珈、自行車比賽或是禪修活動，甚至是重機的愛好者，進而保持身心靈的平衡與健康。

　　他親自執行他所教導給病人的每一種方法，並且確認方法是有效的，所以由他來翻譯此書，是再恰當不過的人選，也相信在不久的將來，他會推出更全面的整合治療方式來造福人群。

亞東醫學中心副院長
邱冠明

國外醫界名人五顆星誠摯推薦 |

Amazon 4.5 顆星好評推薦

如果你有心臟疾病問題，快讀這本書！假使你還認為服用史塔汀類藥物或血壓藥，可以保護免於心臟疾病，再想想吧，馬克·休斯頓博士的開創性著作，解釋了心臟疾病的真正原因，過去我們沒有心臟疾病的救生艇，但休斯頓博士給了我們一艘郵輪，提供一本治療和預防心臟疾病，逆轉疾病未來的實用工具集。

——美國自然醫學的領袖人物
馬克·海曼醫師（Mark Hyman, MD）

如果你有興趣了解有關心臟疾病的真相，必須閱讀這本書！休斯頓博士揭開誤解的神話面紗，並告訴你讓心臟健康應該做的事情。任何圖書館藏書都比不上！

——全美自然藥物與療法第一權威營養專家
強尼·包登博士（Jonny Bowden, PhD）

世界需要更多像休斯頓博士這樣的開拓者，破除膽固醇和心臟疾病的神話，書中的「硬道理」將拯救數百萬人的生命，這是地球上每個想要避開心臟病的人，不可不看的一本書。

——身心靈營養學家
以斯特·布隆（Esther Blum）

「希望醫生用更多時間討論你的健康？」那麼這本書就是你的處方。勇敢告訴醫生，你正用食物和營養物質對抗心臟疾病。因為馬克·休斯頓博士這本書，醫生可能會因為你的努力，而減少處方藥。

——「食品和營養的疾病管理」雜誌編輯
英格利·科斯塔特醫師（Ingrid Kohlstadt, MD）

馬克‧休斯頓博士寫了一本非常精闢的書，出人意表地討論膽固醇。他成功破除神話，利用科學實證完整剖析營養品，對於所有服用史塔汀類藥物者，或是那些特別關注自身膽固醇和心臟的人，首要必讀！

——美國心臟病權威醫師
史帝芬 .T. 辛納屈醫師（Stephen T. Sinatra, MD）

當涉及健康，無知並不是幸福……，馬克‧休斯頓博士的最新發現，讓我們輕易明白冠狀動脈疾病背後的真相，這本書很有可能救你一命！豐富的實證，引導我們做出明智的選擇，不僅影響到你，還有你愛的人……，發自內心感謝休斯頓博士！

——好萊塢著名影星、演說家
珍妮佛‧歐尼爾（Jennifer O'Neill）

「想要在四年後，降低醫療費用 50%？」請所有進入醫學院之前的醫學生，都要閱讀這本書！開創性的著作，釐清許多心血管疾病的危險因素，其實都被誤導了……。本書最大好處，是提供讀者「攻擊計畫」和規劃療養過程，可供強化心血管系統。另一個好處，則是運動的部分……最好確保你的醫生也擁有一本，因為畢竟，醫生還是會聽醫生的……

——十七個奧運項目金牌得主的世界級體適能教練
查理斯‧寶利金（Charles Poliquin）

預防心臟疾病，不只管理你的膽固醇、低脂肪飲食，或服用史塔汀類藥物……休斯頓博士藉由一個有趣又帶有挑釁的觀點，擴展了我們關於心臟健康的想法。對任何希望保護自己心血管系統，和提高幸福感的人，這絕對是一本重要讀物！

——美國亞利桑那州健康科學中心大學整合醫療中心研究員、醫學臨床助理教授 堤也納歐那‧歐‧道格醫師（Tieraona Low Dog）

這本書寫滿關於心臟疾病的真正風險因素，重點是告訴我們，可以做些什麼，降低心臟病發作的風險。我願意分享這本書，因為它可以挽救你的生命。

——《Healthy Nutrition》暢銷書作者黛安娜‧史夸斯賓醫師（Diana Schwarzbein）

簡潔明瞭的文字敘述，休斯頓博士驅散心臟疾病周圍的神話，將心臟病推進入二十一世紀，為我們打開眼界，了解傳統心臟病危險因素的真正作用……。他採用的療癒整合法，是所有從業人員和患者必知和必讀的！

——美國抗衰老醫學會和營養藥專家潘蜜拉‧史密斯醫師（Pamela W. Smith）

免責聲明 I

本書並不打算成為受過專業訓練者或醫療建議的替代品。

關於健康問題，建議您與家庭醫師或專業人士進行諮商，特別是攸關可能需要診斷、就醫的事項。

致謝 I

本書獻給我親愛的家人和上帝。

我的妻子羅麗；我的四個孩子：海倫、伯斯、約翰和凱利；以及我的母親，瑪麗露絲‧休斯頓、爸爸，R.R. 休斯頓。

還要感謝多年來，支持我的所有朋友們、導師和患者。

我一直蒙受這些人的祝福，沒有他們的支持和厚愛，我這輩子不會有這樣的成就。

沒有以斯特‧布隆（Efsther Blum,MS,RD,CDN,CNS），就沒有這本書，他提供我關於營養的知識；還有查理斯‧寶利金（Charles Poliquin），這位體適能教練的幫助；以及茱蒂‧泰塔（JadeTeta,ND,CSCS），和米克‧韋柏（Mick Weber,MS,CCN），他們都教會我很多有關運動的事情。

心臟病的
悲傷眞相

　　我將在這本書，解釋冠心症的真正風險因素，嘗試找出這些因素如何威脅心臟健康，並告訴你如何透過適當的營養或補充品，降低或消除這些風險，其中當然包括運動和其他方法。

　　你可能不會從醫生口中得到這些訊息，他或她要嘛不知道，不然就是沒有時間解釋，這些心臟疾病因素可能是致命的……

這是一個每年重複成千上萬次的悲傷故事。

有個人，且讓我們稱為布魯斯，一名57歲的肥胖中年男子，從一次例行體檢得到壞消息：「你的總膽固醇為235，高了一點，而你的低密度脂蛋白（LDL）膽固醇，就是壞膽固醇是160，也有點高。」

然後「好」消息如下：「我可以開藥，幫你把這些數字降低，保持心臟安全。」

布魯斯欣然的接受藥物治療，並且相信這樣做，可以避免得到心臟病或心臟病發作。沒錯，他的總膽固醇和LDL膽固醇迅速下降到「安全」範圍內。但五年後，卻因為嚴重心臟病發作，確診為冠心症——美國的頭號殺手，他成為心臟病迷思的另一名受害者。

大多數心臟病發作，是由冠心症（又稱冠狀動脈疾病）所引起。斑塊（毒斑），由脂肪、氧化膽固醇和脂肪、發炎細胞、免疫細胞，以及其它粘性物質，在血管內積聚，最終導致破裂。這會導致動脈內血栓，減緩甚至阻止血液流向心臟。

根據堵塞的嚴重程度，可能出現多到令人眼花撩亂的症狀，包括心跳異常、肺部積液、呼吸急促、胸痛、勞累、慢性疲勞、頭暈、腳和腳踝水腫、充血性心臟衰竭等，還有每個人最大的噩夢——心臟病發作，甚至猝死。

幾十年來，我們都被教導，幾乎所有與冠心症的因素，都脫離不了五大風險因子：高膽固醇、高血壓、糖尿病、肥胖和吸菸。

相信你也曾被教導（直接或間接），如果這五個因子，都在控制之下，幾乎保證不會心臟病發。坦白說，這是一則美麗的謊言。

現在，讓我告訴你，事情的真相原來是這樣的：

- 膽固醇指數異常，不是冠心症的指標或根本原因。

- 對大多數人而言，吃下高膽固醇飲食，或是吃雞蛋，並不會顯著提高血液中的膽固醇指數。

- 不是所有的 LDL-C（壞膽固醇）都對人體有害，它們也不一定會引起冠心症。

- 不是所有的 HDL-C（好膽固醇）都有保護作用，某些類型實際上可能是有害的，反而促進冠心症。

- 在醫生診所量到的血壓讀數，可能不是真正的精確血壓。

- 早晨空腹血糖讀數 99 毫克／分升，大多數實驗室視為正常的值，其實並非安全或正常。相反的，它代表冠心症和心臟病發作的風險已經增加。

- 正常體重，並不能保證心臟健康，因為它不能反映內臟的風險，也就是促進心臟病的腹部脂肪。

我見過很多病人，實驗室數據顯示他們的膽固醇、血壓和血糖都正常，結果躺在冠心病重症加護病房中。例如：

45 歲的馬特，總膽固醇190毫克／分升，血糖95毫克／分升，而血壓讀數 122/78 毫米汞柱，所有指數都正常。馬特沒有超重也不抽菸，但他剛剛因為輕微心臟病發作，被送往醫院。

珍，52 歲，理想體重，從來不吸菸，總膽固醇 174 毫克／分升 LDL98 毫克／分升（再次強調正常數字）。血壓在安全範圍內，110/76毫米汞柱，血糖是相當正常的98毫克／分升。然而，嚴重的心臟病發作，造成她的心臟變得十分衰弱，幾乎無法進行所有的體力活動。

60 歲的湯姆，總膽固醇 158 毫克／分升，88 毫克／分升的 LDL 膽固醇，以及 42 毫克／升的 HDL 膽固醇。血壓讀數 124/82 毫米汞柱，而血糖是 92 毫克／分升。湯姆不胖，不使用任何菸草產品，看起來完全的健康，但有一天，晴天霹靂的，罹患心律不整。

「我怎麼會心臟病發作？」這些試驗結果正常的患者不免相當驚慌。

「膽固醇是好的，血壓也是好的，血糖甚至在標準值內！到底是什麼地方出了錯？這背後發生什麼事？」

令人吃驚的事實是，這些因素並非是我們所相信，那些會導致心臟疾病的惡徒。例如保持總膽固醇（cho-T）、LDL-C、HDL-C 和三酸甘油酯（TG），在一定範圍內的重要想法，其實忽略掉了有關膽固醇在心臟疾病真正作用的新知。

- 你可能總膽固醇和 LDL 膽固醇，高到足以讓醫生恐慌的程度，但仍然有相當健康的動脈。
- 你可能有正常的總膽固醇和 LDL 膽固醇，醫生不會擔心，事實上卻有非常不健康的動脈。
- 你可能有非常高指數的 HDL（好膽固醇），但仍會增加冠心症的風險。

這是為什麼？由於冠心症，並非僅僅因為膽固醇。

冠心症是發炎、氧化壓力（自由基損傷），和自體免疫損害冠狀動脈，以及整個身體其它動脈的結果。

同樣的，並非高血糖「殺死」你的動脈，或甚至是高血壓衝擊血管壁。而是因為發炎、氧化壓力，還有錯誤的免疫反應所導致。這些才是應該試圖控制的因素。

然而服用藥物，降低膽固醇、血糖或血壓，不一定會實現這些目標。

事實上，這可能帶給你和醫生安全的錯覺。

許多最近發表在醫學期刊上的論文已經指出，不要只想依靠解決這五個主要風險因素，就想避免所有冠心症的因子。

換句話說，如果醫生繼續集中於這五個因素，對於治療冠心症和心臟疾病，我們將永遠無法更進步！

　　我將在這本書，解釋冠心症的真正風險因素，嘗試找出這些因素如何威脅心臟健康，並告訴你如何透過適當的營養或補充品，來降低或消除這些風險，其中當然包括運動和其他方法。

　　你可能不會從醫生口中得到這些訊息，他或她要嘛不知道，不然就是沒有時間解釋。

　　醫生可能不會告訴你（甚至可能不知道），這些心臟疾病因素可能是致命的。接下來的內容，也許包含會挽救你生命的重要訊息。

第 **1** 章

醫生，
為何我得了心臟病？

　　作為高血壓和心血管專科醫師，在預防心臟病工作上，有個令我沮喪的現實，大多數人不知道他們已經在心臟病的迷宮中，直到走在「動脈故障路徑」，或已被擊倒在旅程終點的磚牆前。

> 一旦走到心臟病快車道，將會發現自己越來越快的進入更深、更可佈的領域。
>
> 這個疾病進程，通常始於看似無害的小毛病，也就是發炎、氧化壓力，或者免疫系統在動脈（血管自體免疫）功能上的影響——大多數醫生不會去檢查，或是注意到這些物質指數的小變化，並且將之和心臟病聯想在一塊。

這是一本關於冠狀動脈心臟病（以下簡稱冠心症）【譯註】的書，所謂冠心症，是指新鮮血液流到心臟的冠狀動脈受到阻塞，以至於心臟血液的流量急劇下降或完全停止，這時就會發作。

發作狀況，取決於堵塞程度，可以是突然性心絞痛的致命情況。雖然瓣膜異常等其他問題也會影響心臟，只是當我們提到「心臟病」，大多數人想到的會是冠心症。

大多醫生談到冠心症的預防，會將之比喻為躲避「五顆子彈」：

· 高膽固醇（尤其是 LDL 低密度膽固醇，即「壞」膽固醇）

· 高血壓

【譯註】

冠狀動脈心臟病，簡稱冠心病、冠心症（ischemic heart disease,IHD），常見症狀包括胸痛或不適，有時會轉移到肩膀、手臂、背部、頸部或下顎，且通常在運動或情緒壓力下出現。有時會伴隨呼吸困難，有時則毫無症狀。少數人以心肌梗塞為最初表現，其他可能的併發症包含心臟衰竭或心律不整。

- 糖尿病

- 肥胖

- 抽菸

普遍來說，大多針對以上「五大」風險因子；甚至可能看過那些「你會活多久？」之類的測驗，用來推測這些因子，誘發冠心症的能力。有些測驗包含像「如果你的膽固醇指數超過300，就減6分」、「如果你不抽菸，加2分」等項目。這種測驗玩玩可以，卻可能誤導大眾，因為測驗結果，並無法呈現心臟疾病的真正原因。

我認為心臟病的進展，就像通過一個巨大的迷宮之旅。

當你第一次進入心臟病迷宮，會看到數百個小路徑，遍布整個空間，不知道眼前的路線通到哪兒，甚至沒什麼奇特之處。

這些路徑的牆壁很低，而且有充足的光線，不會讓你有緊急或危險的感覺，甚至覺得可以一直安全地在這些路徑中漫步。這些路徑代表了身體數以百計的生物化學等變數，而且變數常常很小，甚至無關緊要。

但是，如果某個變數結合了其他變數，你將會發現，自己就走在前往心臟病的快車道上。

這些變數包括：C反應蛋白指數、低密度脂蛋白 LDL 顆粒的大小與數量、體內脂肪，也就是三酸甘油酯的種類和指數、同半胱胺酸的指數、高密度脂蛋白（HDL 好膽固醇）的類型和大小、腫瘤壞死因子指數（一種發炎標記），和介白素 -6 指數（一種調節免疫系統的蛋白質分子）。

有些變數，如尿酸，通常在標準驗血時，可測量得到；其他變數，則可以通過特定試驗來量測。這些變數也包括某些疾病，如慢性阻塞性肺病，和某些感染性疾病，如幽門桿菌等，然而變數本身並不會導致心臟病。

但是，再回到迷宮來：如果你只是閒逛了這些路徑一會兒，然後跳上矮牆走出了心臟病迷宮，一切都會很好。然而，如果繼續往前走，走過太多的路徑，或跟隨一個或多個路徑的時間過長，會突然意識到，正走在一條不一樣的路徑上——變高的牆壁，越來越少的光線，而且有種怪異的感覺。

因為你正從無害的「變數之道」，走到相當危險的「心臟病快車道」。

不會留意到，任何離開了小條的變數之道，而進入不祥的心臟病快車道之跡象，雖然遲早會知道。對於很多人來說，與快車道最有關的路徑，有以下七種：

- 發炎路徑
- 氧化壓力路徑
- 血管自體免疫路徑
- 血脂異常路徑
- 血壓路徑
- 血糖路徑
- 肥胖和體脂肪增加路徑

一旦走到心臟病快車道，將會發現自己越來越快的進入更深、更可佈的領域。

你想停止，卻不知道該怎麼做，因為沒有路標，或是其他人來告訴你如何離開。高牆之中，有一些可以走出迷宮的門，但這些門很難被發現，除非知道在找什麼。最有可能的是，你會繼續前進，直到發現自己走在非常黑暗和可怕的「動脈故障路徑」上，向前飛馳在黑暗中。

即使此時，仍然有一些靠在高牆上的梯子，可以用它來爬出去，但它們很難發現且不易抓牢。這就是為什麼，很容易繼續在黑暗中奔馳向前，直到受到猛烈撞擊，那被稱為心臟病發作的磚牆。

以上描述，可能對於冠心症和心臟病的發作過於簡化，但它明確指出了一個重要觀點：這種疾病進程，通常始於看似無害的小毛病，也就是發炎、氧化壓力，或者免疫系統在動脈（血管自體免疫）功能上的影響——大多數醫生不會去檢查，或是注意到這些物質指數的小變化，並且將之和心臟病聯想在一塊。

我稱之為變數，是因為他們往往表面上和問題或疾病並無關；它們只是有點太多或太少地呈現某種特定狀態。但是，當它們與其他變數相結合，就可能成為大麻煩。

即使如此，它們可能還是不會傷害你，這得要感謝體質的生化特性和其他因子。

但如果有了遺傳和其他因素的不良組合，致使動脈處於疾病的前期，而且它們正以異常的方式運作，此時得盡可能猛踩剎車，並盡快離開這條路線，不然這趟旅程可能會以突發的不幸，作為結束。

作為高血壓和心血管專科醫師，在預防心臟病工作上，有個令我沮喪的現實，大多數人不知道他們已經在心臟病的迷宮中，直到走在「動脈故障路徑」，或已被擊倒在旅程終點的磚牆前。

如果早知道在旅途剛開始，便趕緊走出迷宮，或是走出心臟病快車道和動脈故障路徑，有多麼的容易，或者更好的是，如何避免這些變數結合在一起就好了。但他們不知道，因為醫生沒有告訴他們這些事情。

這一切，從現在開始勢將改變。

在這本書中，我將介紹數以百計的生化，和其他構成變數路徑的變數（稱為風險介體和風險因子），以及一些心臟病快車道路徑——發炎路徑、氧化壓力路徑、血管自體免疫功能紊亂路徑、血脂異常路徑、血壓異常路徑，和血糖濃度問題路徑——當這些變數，與一個人自身獨特身體化學特性、生活方式互動時，可能引發心臟疾病問題。

　　但首先，讓我們來看看，從這些快車道不可避免的結果：可怕的動脈故障路徑（稱為內皮細胞功能失調）──一條導致每個人最終心臟病發時的路徑。

內皮：動脈問題開始的地方

　　心血管系統由心臟和血管組成，心臟壓送血液，血管運送血液到身體各個部位，並且將血液帶回到心臟。

　　將血液運離心臟的血管，稱作動脈；攜帶血液回到心臟，則稱為靜脈。當我們稱呼心血管疾病時，關注的通常是動脈。

　　大多數的人認為，動脈如同一間房子的水管，它們做的工作如同水管一樣，運送液體或是讓液體流動的幫浦，從街上攜帶水通過房子，然後又流出去，沒有影響的惰性小管。

　　不過，這離事實真的太遠了。

　　動脈，其實不像你家的水管，它們是複雜、多層次、有活性的管道，不只輸送液體而已，而且做的事可多了。

　　動脈和小動脈，從心臟攜帶新鮮的含氧血液，送達身體的各個部位。同時它們也執行許多任務，以確保血液保持在適當速度和物理一致性，並以正確方式運行。如果血管不能正常運作，後果會相當嚴重。

　　正如你在「圖一」所看到的，動脈是由好幾層組織組成，每一個都有自己的職責和特色的複雜結構。

　　動脈的中心，可讓血液流動的開放區域，被稱為內腔。這是血液行進時的通道，帶著紅血球、白血球、血小板、蛋白質、營養物、氧氣，和大量其它物質。

實際與血液接觸的面層，稱為內膜。它是由內皮加上結締組織組成，其中內皮作用，如同容器的光滑內襯。而內皮組織常常就是引發冠心症的源頭。

再向外深入到動脈壁，我們到了中膜，中膜稍厚，由平滑肌組成，以合適的次數收縮放鬆，這有助於控制血流和血壓。最外層稱為外膜，是由結締組織組成，幫助動脈維持其形狀，並防止血管向外凸出。

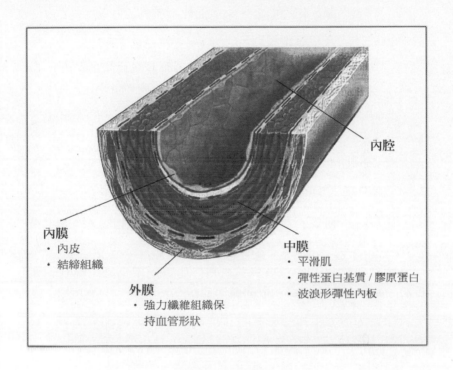

圖一：動脈壁

內皮，血液和動脈之間的接觸面，非常薄，只有一個細胞厚。

它有多種功用，其中包括：

- 作為血管障壁，只允許特定物質從血液通過到動脈。

- 擊退疾病，還有藉由生產介白素和其它物質，調節免疫系統中的動脈運作，在對細菌和其他威脅的戰鬥中，發揮重要作用。

- 透過合成物質，如血管張力素轉換酶、血管張力素 II、一氧化氮，和內皮素，來調節血壓和動脈狀態。

- 控制發炎和氧化壓力。

- 維持體內恆定性，並且透過偵測血液氧含量的變化，以及血液的狀態和組成等指標，控制動脈的生長。

- 微調血液，幫助維持血液稀釋度，以及足夠的流動性，使其可以容易通過血管。

- 控制血液凝固。

正如你所看到的，內皮比惰性小管做的事情多得多了。

如果內皮損壞，你會發現自己正走向心臟相關疾病的道路上，而且也可能會有許多其他疾病。

即使你是瘦子、不吸菸、有很好的膽固醇指數，而且血壓正常，如果內皮被破壞，那麼就有麻煩了。

因為內皮產生改變動脈作用的物質，並決定哪些物質可以穿過內皮，內皮不僅是器官，而且事實上，是在體內最大的器官。如果把它從動脈取出攤開，它將涵蓋六個半網球場！

儘管內皮是動脈的「大腦」，它卻並不是安全地埋在保護鞘或動脈壁內。相反的，它直接接觸細菌、激素，和其它所有血液內可以對其造成損害，或改變內皮行為的物質。而且它承受著動脈血液的衝擊，就像一天二十四小時都在遭受猛烈海浪的拍擊。

海灘被水沖刷，改變形狀可能沒什麼大不了，內皮可不行。它必須保持其結構和功能的完整性。不幸的是，它無法一直都做得到。

內皮受損的一般影響

當內皮被破壞，就會危及血液和血管之間的阻擋能力。我們稱這種情況為——內皮細胞功能失調。

當有這種情況時，可能會有幾件事發生。有害物質如低密度脂蛋白（LDL）、被稱為單核細胞的白血球、其它免疫系統細胞和蛋白質，就變得可以從血液傳遞到動脈壁上。

內皮分泌的關鍵性介質或激素等，可能分泌過度或不足。它保持適當血液粘滯度的能力，可能受到影響，將使得血液變得黏滯、緩慢，還有更容易不當凝結。

而且，由於內皮負責釋放放鬆動脈，並幫助調節血流量的物質，內皮受損使得血管可能會收縮，這可能導致血壓升高，降低流向心臟的血液量。

內皮細胞功能失調，導致許多動脈本身的問題，包括：

- 內皮（應該只有一個細胞厚）還有動脈壁的增厚。
- 動脈發炎增加。
- 氧化壓力增加（自由基損傷）。
- 動脈的自體免疫功能失調（免疫系統錯誤地攻擊動脈）。
- 進入動脈壁的蛋白質，脂肪和發炎細胞沉積物增加。

隨著內皮損傷累積加劇，整個動脈會硬化，效率變差。

不幸的是，由內皮細胞功能失調引起的問題，會使病情更為惡化，隨著惡性循環使病情加劇。

例如，內皮失調使動脈無法在適當的時間放鬆，使得血壓升高。隨著血壓升高，由血液施加額外的壓力，會進一步損害血管內皮細胞，導致內皮細胞功能失調更加嚴重，血壓更高。

有超過四百多個生化和生物力學介質，會造成內皮細胞功能失調。也就是說，**造成內皮和動脈的損害因子，幾乎是無限的，但內皮和血管的自我保護機制卻是有限的。**這些反應會觸發發炎反應、氧化壓力和血管自體免疫功能障礙。

儘管這些都是身體遭受攻擊的時候，使用的標準武器，然而不幸的是，這些反應卻使問題變得更糟，導致內皮細胞功能失調、動脈硬化，或動脈在環境變化下適應與放鬆的能力。

內皮細胞功能失調和心臟病

多年來我們認為，心臟疾病起於動脈粥狀硬化（動脈阻塞）。

源自於多餘的膽固醇和脂肪，沉積在動脈內腔，當沉積越來越多，最終阻塞動脈供應心臟的血液流動，引發心臟發作。

然而這樣的想法，儼然已經過時。**今日我們得以了解到，心臟疾病始於內皮受損。**

這種損傷可以想像成是一個細微的劃傷，就像你的手指被劃了一道傷口，甚至看不到。

許多東西都可能造成內皮劃傷，包括香菸中的物質、血糖（糖），或是同半胱胺酸升高、慢性感染、毒素或重金屬、氧化的低密度脂蛋白、高血壓或動脈壁的剪應力（shear stress，血流衝擊力）增加等。

雖然你我都可能會忽略一個微不足道的劃傷，但身體不會這樣。

這會觸使發炎反應，引發白血球、血小板，和其他免疫細胞，對受傷部位進行修補。但是，這些免疫細胞可不是簡單貼個「分子 OK 繃」就離開。

相反的，其中一些細胞會黏結在受傷部位，而其他的則可能鑽過內皮，進入動脈壁。這些免疫系統細胞，帶著小而密的 LDL 脂蛋白（被氧化和變性的）、平滑肌細胞、發炎細胞、細胞因子、趨化素和凝血物質等結合，形成動脈內壁的毒釀（toxic brew）。

這就像埋藏在動脈壁的一個「臨時拼湊炸彈」。

毒釀此時與血流是互相區隔開來的，但它並非無害，毒釀會發送出增加發炎反應、氧化壓力，和自體免疫反應的信號。

隨著時間的推移，動脈壁內的毒釀變得更大、更危險，形成一種纖維帽覆蓋住。如果毒釀夠大時，它可能還會導致內膜向內凸出，干擾血液流動。

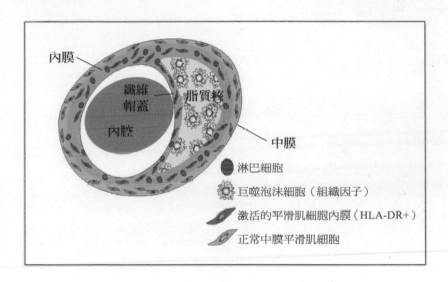

圖二：粥樣硬化斑塊的解剖

但是，即使那個凸起物，成長大到足以阻塞 50、60，或甚至 80％的血管，可能還是不會引起問題。即使阻塞達 98％，都可能不會有相關症狀，除非纖維帽破裂或被扯掉，而這正是我們最恐懼的事情。

如果纖維帽脫落，毒釀噴出進入血液，其中某些物質與血液接觸時，會引起血塊瞬間凝結。因此，即使冠狀動脈是完全乾淨的，血液可以自由流通，這時突然釋放的凝血物質，卻可能形成大到足以阻塞動脈的凝塊，停止血液的流動，導致突發的心臟病。

檢視內皮組織

毫無疑問的是：即使在沒有高膽固醇、沒有「血管硬化」的徵兆、沒有高血壓的情況下，內皮細胞功能失調，所導致的動脈損傷，是心臟病的一個重要因素。

這就是為什麼，如果血管內皮細胞不正常的話，即使服用降低膽固醇、血壓，或抵消血糖升高之類的藥物，也不是辦法。

羅恩，一名 42 歲的中年人，被送往急診室時，他告訴醫生胸部感到疼痛。

而且不只如此，已經斷斷續續好幾個月有輕微的胸痛。羅恩有嚴重超重的問題，平時承受極大壓力的他，每天要抽完一包香菸。

他做了一個標準測試，結果發現，他的總膽固醇、LDL 低密度脂蛋白（就是壞膽固醇）、空腹血糖值全部都過高。然而，他的心臟造影卻顯示，冠狀動脈都是「暢通的」，而且只有很少的堵塞！（這並不奇怪，毒釀可以在動脈壁被隱藏，沒有太多突出到內腔。）

羅恩的醫生向他保證說，他的狀況還好，只是需要戒菸、減肥、吃藥，以便控制膽固醇，並採取其他方式控制「五大危險因素」。

羅恩是一個聽話的病人，他嚴格按照規定服藥。一段時日之後，瘦了 20 磅，每天從一包菸減到半包，並且定期檢查身體，讓醫生非常放心。

可是，三年後，羅恩第一次心臟發作了。

他被送到我這裡，進行的測試結果：內皮細胞有顯著受損——本來可以更早檢測出的——假如有人檢查過的話。假使曾努力改善他的內皮細胞功能失調的因子，可能不會心臟病發。

這裡讓我闡明一件事：我並不是想說高膽固醇、高血壓、高血糖，或是抽菸或肥胖是可以接受的。但是，**我們長達數十年認定，五大因子是心臟疾病的全部與最終的因素，就是一個悲劇性的神話**，這已經導致數以百萬計的人英年早逝。

內皮細胞功能失調，比這些因素都要重要得多。

如何知道內皮細胞功能失調？

內皮細胞功能失調，在醫生診療室內進行幾個檢查，就可以很容易地檢測出來。檢測結果不但準確，也能提供冠心症的一個明確風險指示。

這些檢查都是非侵入性，同時相對便宜，過程不到十五分鐘。

包括下列檢查：

電腦動脈脈搏波形分析（CAPWA）

這個檢查是測量大小動脈的彈性（就是反應血液脈衝的膨脹收縮能力）。

一個不好的數字，意味著動脈比應有的彈性還要硬化，代表早期的內皮功能障礙。CAPWA 快速簡單，用貼附在身體上的感應器，這些感應器會反饋訊息到電腦，過程大約十幾分鐘。在試驗過程中，患者只要躺在床上就可以。

內皮細胞功能檢測

這個檢查量測手臂和手指血液流動的相關性，以及在經過壓脈帶運作後，手臂血壓之變化。有壓脈帶的手臂，與沒有壓脈帶的手臂，進行兩者血壓數值比對，以確定內皮健康值。

數位溫度監控（DTM）

DTM 透過監控溫度，測量動脈膨脹收縮能力。（因為血液是溫暖的，所以指尖微血管的血流變化，會稍微改變指尖溫度，使得指尖溫度可以替代血流量測。）

測試時，以壓脈帶連接於手臂，充氣時阻斷流至手指的血液，然後放氣允許血液流動，使其回到正常。指尖的溫度變化，可使醫生用來衡量內皮細胞的健康。

頸動脈內外層掃描

這是無痛檢查，利用超音波掃描頸動脈剖面，並找出任何內皮增厚、血管狹窄或阻塞處。

踝肱指數（ABI）

這個測試測量運動前後腳踝與臂肱動脈間的血流（在五分鐘跑步機步行）。一般情況下，在腳踝血壓應等於或比手臂上的血壓高一點，踝肱指數約 0.9 至 1.3。偏離平均值，代表動脈有問題。

頸動脈內膜中膜厚度（IMT）

這個檢查使用超音波測量頸動脈的內膜和中膜的厚度。隨著血壓升高和受損動脈內的毒釀形成，血管壁會變得更厚。

頸動脈增厚已被證明是心血管疾病，和動脈粥狀硬化的重要指標。同時也表示冠心症、心臟病發作，和中風的風險增加。

基於這些檢查的結果，醫生將能夠確定你是否有內皮細胞功能失調，或如果有，嚴重到什麼程度。

如果有內皮細胞功能失調的跡象，需要現在就採取行動，因為已經在「動脈故障路徑」上了，這很容易引起心臟病發作或中風。就算沒有這些跡象，也不一定就沒有問題，因為病患仍然可能在其中一條心臟病快車道上。

　　但是不管有什麼樣的問題，總之，整合心血管病防治計畫，已有解決方案。請仔細閱讀，找出如何衡量你的心臟健康狀況，了解自己是否在心臟病快車道或早期途徑之一，而且應該怎麼辦才好。

遺傳學途徑：關鍵基因錯誤檢查

　　基因錯誤，在我們是否會進入這些路徑上，扮演重要的角色，還有從哪裡造成動脈損傷，以及損傷到什麼程度。

　　會引起顯著問題的基因錯誤，比如家族性高膽固醇血症，膽固醇指數非常高，這種型的很容易就可以檢測。

　　然而，我們許多人都有相當微小的基因變化，埋下冠心症的隱患，只有在其他因素，如飲食不當或接觸某些化學物質時，才被誘發。

　　這些細微的誤差，就是 DNA 細微的改變，在四個遺傳字母，就是腺嘌呤（A），胞嘧啶（C），胸腺嘧啶（T），鳥嘌呤（G）等核苷酸，被另一個字母替換的時候。

　　例如，原本 DNA 片段的序列，應該是 ACAT，而最後的字母被改變，該段變成 ACAG，就像寫成一個錯字，醫生稱之為單核苷酸多型性（SNP）。

　　這些小的「基因錯別字」很常見，而且很多是無關緊要的。

但假如發生在對有助於調節膽固醇行為的荷爾蒙的DNA內，這個荷爾蒙的變化本身，可能不足以觸發疾病，但如果它與身體處理膽固醇的其他問題相結合，就可能破壞這些平衡。

　　我們知道幾個在冠心症上的特定基因錯誤，例如，有一種基因錯誤會影響 LDL 的分泌，而增加心臟病發作的風險，而另一種基因錯誤，則會干擾一種身體重要的抗氧化劑，導致氧化損傷更為嚴重，增加了冠心症的風險。

　　到目前為止，有超過七百個 SNP，已確定和心血管疾病和高血壓有關。

　　幸運的是，可以到一些實驗室，如 Pathway Genomics（基龍米克斯）、Doctor's Data（醫生數據）、Genova Diagnostics（在台灣與瀚仕功能醫學研究中心合作）和 Quest Diagnostics（奎斯特診斷公司），對冠心症因子進行 SNP 測試。

　　但是請記住，這些都只是遺傳傾向，不是注定會發生災難。知道哪兒有問題，是一個祝福，因為它使你可以採取糾正措施。

第 2 章

心臟病
療癒八步驟

減少冠心症風險的關鍵，就是及早發現、及早積極預防，和治療所有確認風險因子，換句話說，避免一切可以破壞內皮的東西。

預防永遠不會開始的太晚。你可以減緩、穩住情況，甚至逆轉冠心症。

> 這是唯一一個將過去幾十年，有關冠心症的一
> 切考慮在內的計畫，包括五大風險因素，不是
> 心臟發作的最佳指標這件事實。

　　作為一名訓練有素的正統醫生，除了精通標準的醫療和外科手術，我也對於整體、功能和代謝醫學很感興趣（過去稱為輔助療法和替代療法）。

　　在職業生涯中，結合認為最好的方法，創造整體心血管病防治計畫八步驟。參見如下：

1、請醫師進行全面性身體檢查，不只檢查傳統的五大冠心症危險因子，還有在後面章節即將討論到的檢驗，其中包括生化變化和疾病途徑。

2、減少發炎、氧化壓力和免疫功能失調，處理這三個問題尤其關鍵，因為造成冠心症的一切因素，最終都會觸發這三種問題中的一個或多個。

　　採用營養補充品、適當營養、減肥，以及改善身體組成的運動和藥物治療，消除任何造成症狀加劇的因素。

3、減緩膽固醇和血脂異常狀況，穩定血壓，並使動脈血流正常化，以最佳營養、運動、減重、營養補充品和藥物，導正異常的血糖和胰島素數值。

　　請記住，以上問題都會促進發炎、氧化壓力和免疫功能失調，這會破壞身體內皮細胞，並且構成疾病階段的形成。

4、練習使用 ABCT（有氧運動、健體、塑身、身心平衡）訓練計畫，這是唯一一個完全運用到肌肉與身體的其他部位，進行溝通的能力的訓練，普遍可以增強身體的自我療癒，延緩血管衰老／抗老化，降低發病率和死亡率，

促進健康。

5、留意任何會促進發炎、氧化、自體免疫功能失調，和內
　　皮受損的其它疾病或狀況，還有其他增加冠心症的風險
　　因子。

6、改變生活方式，達到理想體重，消除或減輕壓力、戒菸、
　　多睡覺，調整並持有健康的人生觀。

7、適當使用藥品，並了解被證實的營養補充品，具有科學
　　療法之重要性。

8、停止使用所有菸草製品。

　　這是唯一一個將過去幾十年，有關冠心症的一切考慮在內的
計畫，包括五大風險因素，不是心臟發作的最佳指標這件事實。

　　減少冠心症風險的關鍵，就是及早發現、及早積極預防，
和治療所有確認風險因子，換句話說，避免一切可以破壞內皮的
東西。

　　預防永遠不會開始的太晚。你可以減緩、穩住情況，甚至
逆轉冠心症。透過最好的標準作法和代謝治療，我的計畫可以幫
助你做到預防之效。

　　在接下來的五個章節之中，我們將看看心臟病快車道上，
如何發現自己走在一條或更多的危險路徑，以及相對應的治療和
預防策略。

第 3 章

發炎：
心臟病的可怕元凶

心臟疾病始於內皮的輕微刮傷。

儘管身體會自我修復損傷，但在恢復過程中，免疫細胞、氧化的 LDL-C、其它的細胞和粒子，會偷溜穿過內皮，進入動脈壁，成為內皮細胞功能失調和冠心症的潛伏期。

發炎，就是藉由這種刮痕開始，進行這可怕的發展。

> 儘管發炎是一個自然過程，但它常常會被不當
> 的觸發，或是持續發生，這使它變成有害的因
> 子。發炎是導致冠心症的顯著因素，而且比其
> 他心臟疾病的指標更具威脅性。

過去認為「血管硬化」（動脈粥狀硬化），是因為血液中多餘的膽固醇和脂肪，以某種方式黏附到動脈內壁，就像藤壺粘到船身一樣。

然後緊接著越黏越多，新來的不斷攀附到原本的沉積物上，直到這些小藤壺大到足以堵塞血管。如果這個堵塞，湊巧發生在心臟動脈，那無法接收到新鮮血液的心臟，將會死亡。換句話說，就是心臟病發作。

但是，這個觀念已經過時了，過去十年中有大量研究顯示，心臟病發作的源頭，可不只是一團脂肪擋住血管這麼簡單。

現在我們知道，導致冠心症的主要危險因子之一——發炎，自一開始就在心臟疾病的病因中，扮演至為關鍵的角色。

什麼是發炎？

發炎．身體防止感染和修復損傷的本能反應。

你肯定相當熟悉發炎的外在現象：腫脹、發紅、發熱和疼痛。

簡單來說，當割破手指時，細菌會爭先恐後的經由這個傷口，進入你的皮膚，而身體辨識出細菌為外來侵略者，於是啟動自我防禦機制。

防守方一開始先使附近的血管壁「放鬆」，這會使血漿（血液的液體部分）滲透到周圍組織。當疫區開始擴散，血漿中的免

疫細胞接觸到入侵的細菌，就開始做戰，同時擴散導致腫脹，並在該區造成緊繃，引發疼痛。

一些紅血球也會從血管滲漏到周圍組織，引起發紅，血流的加速循環，也造成升溫。這段期間，免疫細胞會對抗並破壞細菌，和侵略者進行肉搏戰，分泌出消滅敵人的化學物質，還有完全地吞噬它們，做任何保護身體需要的事情。當戰鬥總算分出勝負了，溢出的液體就會被重新吸收，免疫細胞被免疫系統召回，戰場碎片清除乾淨，疼痛消退，身體恢復到正常，此時任務宣告完成！

這種發炎機制是短期、有用，而且是絕對必要的。缺少了它，我們就無法生存。然而**若是發炎反應形成慢性發炎的話，就會造成身體的大麻煩。**

最初的危險已經解決，但是後續發炎卻仍然持續很久，有時甚至是無緣無故的發炎，這種時候，發炎並沒有發揮任何功能，反而對身體極具破壞性。

慢性發炎就是這種情況，即使已經贏得戰鬥之後，身體仍不停送出免疫系統的士兵——甚至在沒有入侵者，或遭受明顯損害的時候。

免疫系統這時會卡在「戰鬥模式」中，免疫細胞則持續釋放出保衛身體的化學物質，清理不存在的戰場，甚至殺死自身細胞。導致的結果顯而易見，發炎開始破壞身體，不再是保護身體的機制。

因此，慢性發炎被認為是退化性疾病之源，包括關節炎、糖尿病、癌症和心臟疾病等。

發炎如何造成冠心症

還記得第一章討論到，心臟疾病始於內皮的輕微刮傷。

儘管身體會自我修復損傷，但在恢復過程中，免疫細胞、氧化的 LDL-C、其它的細胞和粒子，會偷溜穿過內皮，進入動脈壁，成為內皮細胞功能失調和冠心症的潛伏期。

　　發炎就是藉由這種刮痕開始，進行這可怕的發展。

　　一旦毒釀在動脈壁內開始起泡，發炎就有如一座烽火台，煽動並召喚其他的免疫細胞、氧化的 LDL-C 等趕到現場。

　　從頭到尾，毒釀的產生和破裂，都是由發炎驅動。除此之外，發炎還有下列性質：

- 招引免疫細胞到損傷部位，它們可以從那裡溜過內皮，進入動脈壁。
- 改變內皮活性，使內皮更易於斑塊物質的積累。
- 鬆開內皮細胞間的連接處，使得外來物質更容易進入動脈壁。
- 將有益的免疫細胞（巨噬細胞）轉換成有害的泡沫細胞。
- 吸引被稱為 T 細胞的免疫細胞，當它們抵達後，會釋放維持發炎進行的物質。

　　這種情況下，毒釀本身又成為慢性發炎的一個來源，再次助長自身的生長。不用去管其中的細節，重點是：**發炎從冠心症的開始、中間到結束的整個過程，都一直存在。**

　　發炎潛在的危害甚鉅，這麼說好了，比起膽固醇指數高出正常值 10、20，甚至 50 的狀況，不當的發炎對動脈內膜的為害，其實還比較危險。

如何辨識慢性發炎徵兆：HS-CRP （高敏感度 C 反應蛋白）

　　短期發炎的現象很容易辨識：受傷的部位發紅發熱、腫脹而且會疼痛。

然而，心血管系統內的慢性發炎，卻深度隱藏在體內，你看不到任何明顯的跡象。怎麼知道它的存在？

你的醫生可以藉由測量某些特定物質的指數波動，追蹤發炎動態。其中最顯著的發炎指標，是高敏感度 C- 反應蛋白（HS-CRP）。這是所有發炎指標中，最具預測性的，同時在所有的發炎風險因子和介質中，HS-CRP 也擁有最佳的科學研究支持。

HS-CRP 應該是患者每次血液檢查中的一部分，其指數超過 2.0mg/L，就要列入觀察。許多東西都會使 HS-CRP 指數升高，HS-CRP 是肝臟由介白素 -6（IL-6），介白素 1B 和腫瘤壞死因子（TNF-α）所引發的一種蛋白質。

以上這些物質，和來自身體其他部位的發炎標記物，匯集到肝臟後，肝臟就會將它們轉換成 HS-CRP。

任何感染都會誘發 HS-CRP 的增加，包括牙周病、幽門桿菌感染、咽喉炎、鏈球菌感染、肺炎、腸炎和鼻竇炎等。任何有害組織的急性損傷，也會引發發炎，並使 HS-CRP 增加。如果沒有一個使得 HS-CRP 上升的明顯原因——比如喉痛或傷病，那麼這個指數的上升，就可能是因為動脈系統內的發炎所造成。

雖然 HS-CRP 本身不是感染，但是它在許多方面都會令內皮受損，像是促發發炎、氧化壓力，和自體免疫功能失調等。

HS-CRP 不但是冠心症的危險因子，也是危險介質。

換句話說，它預示了心臟疾病的風險增加，而且只要值數升高，它也同時導致動脈持續性的損壞。因此，應該定期檢查 HS-CRP，而且只要簡單的血液檢查，就能輕鬆得到。

如果它升高時，無論什麼原因，將其降低到正常濃度，是非常重要的，要盡可能迅速地避免它對動脈造成損傷。

有時，造成 HS-CRP 升高，是可以識別並加以治療的疾病。

例如，2010 年血管學期刊（journal Angiology）發表的研究報告指出，健康成人中有慢性牙周病的，與沒有這種疾病的對照組，相互進行比較時，有慢性牙周病者的 HS-CRP 和介白素 -6 指數，顯著較高。但是，當治療牙周疾病後，這些發炎標記的指數立即顯著下降。[1]

我見過患者因各種疾病導致 HS-CRP 升高，包括一名嚴重骨關節炎的中年肥胖男子，當他經過治療並且減重之後，他的 HS-CRP 從 8mg/L 下降到 1mg/L；還有一名年輕女子，當她的慢性支氣管炎治癒後，她的 HS-CRP 從危險的 22，下滑至非常安全的 2；另一個病人，因為感染幽門桿菌導致胃潰瘍，經過抗生素治療後，HS-CRP 從 6 下降到 1.5。

然而，**從很多案例之中證實，HS-CRP 的升高，是因為長期的生活方式和飲食因素所導致。**

這聽起來像是個壞消息，但其實這是好事，因為它意味著，從今天起就可以開始進行有益的改變，本書後面幾章的飲食和運動療法，可以幫助你。

我強烈建議盡快檢查 HS-CRP，看看身體是否具有可能損害動脈的發炎。

醫生可能想做其他檢查，來檢視發炎反應，或提供更多有關發炎的訊息。包括血清類澱粉蛋白 A（amyloid A），這是身體在急性發炎時，會分泌的物質；IL-6，一種小分子，會促進免疫反應；TNF-α，在急性發炎扮演重要角色，也會生產 HS-CRP；新蝶呤（neopterin），一種巨噬細胞產生的物質，既可標記發炎的存在，同時可能會加劇動脈粥狀硬化；還有尿酸，高尿酸會誘發動脈炎。

只要上述或任何其他發炎標記的指數升高，這時就會像是已經走在那些心臟病迷宮內的變數路徑。

此外，做個慢性牙周感染，和其他尚未出現徵狀的感染檢查，那些感染可能已經在你的身體鬱積一段時間。還有血液和身體組織的重金屬檢查，如汞、鉛、砷、鎘和鐵。這些物質都會加劇發炎（和氧化壓力），破壞血管，並導致冠心症。

「不可測」的指標

剛才提到的發炎指標，都可以測量和量化，但也有一些是無法量測的。

那些都可能促進發炎，但我們無法用「多少的數量使得發炎加重 3%」左右之類的話來描述。

然而，可以肯定的是，發炎風險的升高與以下列條件有關：

- 精製碳水化合物、糖和甜食的攝入量增加。
- 反式脂肪酸和飽和脂肪的攝取增加。
- 抽菸。
- 睡眠不足。
- 缺乏運動。
- 幽門螺菌和其他慢性感染。
- 慢性自體免疫和炎性疾病，如類風濕關節炎、慢性阻塞性肺病和狼瘡。

減緩或逆轉慢性發炎的自然方法

我希望你能進行 HS-CRP 和其他發炎指標檢查，如果檢查出身體正處於發炎狀態，現在就要展開行動。

當我們得知發炎是心臟疾病的主要元凶之後，你可能只想消滅它，就好像消滅造成手指感染的細菌一樣。

不過，這可是一件錯事。

請記住，**短期的發炎，絕對有其必要性，這是人體自然防禦的一部分**。沒有它，你就會死。你真正要做的是，阻止毫無目標持續進行的發炎。

你的醫生可以開立各種處方，幫助平息不必要的發炎。這些有時是必要的，但就像所有其他藥物，只要是藥物，就可能會有副作用。

這就是為什麼只要可能的話，我都喜歡先採用自然手段──比如戒菸、減去體內多餘的脂肪，尤其是腹部脂肪。

也有一些食物和營養補充品具有抗炎性質，包括以下各項：

· **精胺酸**（Arginine）

這種天然胺基酸，已被證實可以降低同半胱胺酸和高血壓，這兩者都會加劇發炎。（我們將在附錄 II，談論更多有關同型半胱胺酸的事）

· **乳香**（Boswellia）

乳香樹的提煉物，在阿育吠陀醫學（Ayurvedic Medicine）中使用，有助於阻擋 5-LOX 促炎酶，它會促進動脈粥狀硬化。

· **肌肽**（Carnosine）

存在於心臟，骨骼肌，和身體的其它部位的胜肽，有助於減輕發炎（還有氧化）。

· **輔酶 Q10**（Coenzyme Q10）

體內會自然產生，輔酶 Q10 參與許多的反應，並具有抗炎特性，抑制促炎物質如 TNF-α[2]。經動物研究顯示，補充輔酶 Q10 可提高維生素 E 的抗炎性質。[3]

· 薑黃素（Curcumin）

　　薑黃素含有的薑黃萃取物，具有抗發炎的特性。

· 類黃酮（Flavonoids）

· γ-次亞麻油酸（Gamma-linolenicacid，GLA）

　　存在黑醋栗籽油、琉璃苣油和月見草油中的 Omega-6 脂肪酸。γ-次亞麻油酸，可提升能抑制發炎的前列腺素 E1 的數量。

· 人蔘（Ginseng）

　　著名的亞洲植物，人蔘含有人蔘皂苷，一種生物上具抗炎作用的活性化合物。

· 葉黃素（Lutein）

　　存在菠菜等深綠色葉菜中的營養素，葉黃素透過抗炎作用，可防止黃斑病變而聞名。血液中的葉黃素提高，和一種重要的發炎標記 C-反應蛋白的降低，有其相關性。

· 茄紅素（Lycopene）

　　在番茄和番茄產品中發現的紅色素，茄紅素具有抗氧化作用和對抗發炎的能力。一項研究發現，飲用番茄汁可降低 TNF-α（一種發炎標記）的指數近 35％。茄紅素還可以干擾脂肪組織製造促炎素，藉此降低與肥胖有關的發炎。

· Omega-3 脂肪酸（Omega-3 fatty acids）

　　Omega-3 脂肪酸，存在富含脂肪的冷水魚類中，如鱈魚、鮪魚、鯖魚、鮭魚、鯡魚和鰻魚等，是身體形成許多天然抗炎化合物的基質。膳食中主要的 Omega-3 脂肪酸種類，是 EPA 和 DHA。

· 右旋硫辛酸（R-lipoic acid）

　　右旋硫辛酸是 α-硫辛酸（ALA）在植物、動物、與人體中的形態，屬於優等的抗氧化劑。不過，它比 ALA 更有效十倍，能顯著減輕發炎的同時，也同時增加或維持其他重要的抗氧化劑的濃度，包括維生素 C、E 和穀胱甘肽。

・維生素 C（Vitamin C）、維生素 E（Vitamin E）和硒（selenium）

　　這些抗氧化劑可抑制自由基損傷，而自由基損傷會加劇發炎。

・維生素 D（Vitamin D）

　　維生素 D 是眾所周知的「陽光維生素」，尤其是它在強健骨骼和牙齒的作用。它也具有抗炎性質，可以降低 C- 反應蛋白（CRP）和 IL-6。

・維生素 K（Vitamin K）

　　一般為人所知的維生素 K，是指維生素 K2MK7，以輔助角色存在。透過降低 IL-6 來消除發炎。它也能逆轉冠狀動脈毒斑的累積。

・鋅（Zinc）

　　這種抗炎礦物質，被認為可減少細胞因子，這種發炎生成的化合物。

建議

　　上方所列出的補充品，乍看可能很多，但不要擔心，你並不用吃所有的補充品。（事實上，你也不應該。）列舉出來，主要是展示可用的天然抗炎物質有多麼廣泛。

　　我強烈建議，開始下述的日常養生法，如果你想要的話，可加點上列的補充品。

　　大概三個月後，再去檢查血液，看看發炎標記是否已經改善。如果沒有，你和醫生可以考慮在日常養生法中，選擇另外的抗氧化補充品。

◆ 日常養生法

1、抗炎飲食

抗炎飲食，要富含 Omega-3 脂肪酸和單元不飽和脂肪酸（如橄欖油），飽和脂肪、反式脂肪和油炸食品就要盡量少；多量的新鮮水果蔬菜；精製碳水化合物也盡可能不要吃。（有關心臟疾病的預防飲食，和心血管疾病預防飲食計畫的完整討論，請詳見第九章。）

2、運動

規律的運動，已經證實可以降低發炎標記 HS-CRP。

一項研究中，希臘研究人員追蹤 60 個超重的糖尿病患者，其中一些人進行為期六個月的有氧運動計畫，另外一些人沒有運動[4]。其中有運動的那一組，平均 HS-CRP 下降了一半，而他們的介白素 -18（會誘發嚴重發炎反應的細胞因子）降了三分之一。

研究人員指出，有氧運動對於 2 型糖尿病患者「發揮了抗炎作用」，即使他們只有運動而沒有減肥。其他的研究發現，重量訓練（不是有氧運動），是減少 HS-CRP 的關鍵。其中一個這樣的研究當中，重量訓練使 HS-CRP 下降 32.8%，相對於有氧運動[5]，降低 16.1%。

良好的運動計畫，應該包括有氧運動、重量訓練以及伸展，你會享受這兩者減緩發炎的好處。（心臟疾病預防運動的完整討論，詳見第十章。）

3、補充含 EPA 和 DHA 的 Omega-3 脂肪酸 3~4 克，EPA 和 DHA 的組合，比例約 3：2

眾多的研究顯示，Omega-3 的攝取和發炎之間呈現反比關係，Omega-3 升高則 HS-CRP 下降。最近的一項研究中，日本研究人員檢視了 443 名年齡 18~22 歲的年輕日本女性，飲食和 HS-CR 指數關係，[6] 發現 Omega-3 脂肪酸的消耗量與 HS-CRP 指數呈負相關；也就是說，在他們血液中的 Omega-3 脂肪酸越多，HS-CRP 越低。

4、γ-次亞麻油酸（GLA）：1.5~2 克

GLA 透過提高抗炎化合物前列腺素 E1，來對抗發炎。它通常與 Omega-3 脂肪酸協同作用。

5、維生素 C：500 克每日兩次

維生素 C 對降低 HS-CRP 有顯著功用。加州大學柏克萊分校的研究人員針對健康的非吸菸者，進行為期兩個月，每天攝取 1000 毫克維生素 C 的研究。[7]

他們發現，對那些 CRP 高到足以使他們處於心血管疾病風險中的人，維生素 C 平均可降低 CRP 達 25%，這相當於服用史塔汀類（statin drug）藥物，針對減少發炎的效果。

6、維生素 E：400 至 800 國際單位 γ/δ 生育酚形式，以及一些三烯生育醇

維生素 E 是一種重要的抗氧化劑，有助於對抗導致血管內皮細胞功能失調的自由基損傷。γ/δ 生育酚和三烯生育醇形式的維生素 E，已證實可以顯著降低 HS-CRP 和 IL-6。

走出低谷時的一個重要問題

請記住，發炎是導致「動脈壁刮傷」的重要原因，而發炎處理這些刮傷時，會迅速的轉換成為慢性發炎。

最終，這些炎性物質、毒素和凝血因子，可能進入血液，產生凝塊，觸發心臟病發作。

儘管發炎是一個自然過程，但它常常會被不當的觸發，或是持續發生，這使它變成有害的因子，**發炎是導致冠心症的顯著因素，而且比其他心臟疾病的指標更具威脅性。**

只要發炎指數略高，請盡一切可能，將之降到安全水平。

第 **4** 章

抑制氧化，
一個醞釀中的災難

　　自由基造成損害的原因，是因為它會「竊取」另一個
分子的電子，以試圖平衡本身，而被竊取的次級分子，
則因失去平衡，而無法正常工作。

　　當這條偷竊電子的產業鏈推移過長，或氧化了錯誤的
物質，不受控制的氧化和自由基，會使許多條件更加惡
化，包括心臟疾病、黃斑部病變、糖尿病和癌症。

> 氧化（oxidation），一種不斷發生的天然生化反
> 應過程，氧化會產生所謂的自由基（radicals），
> 這是一種會在細胞內與其它分子相互作用的不
> 平衡分子，導致蛋白質、細胞膜和基因的破壞。

　　大家應該聽過抗氧化劑，最有名的就是維生素 C 和 E，而且都知道它們有助於對抗壞東西。

　　但是，你可能會想知道，抗氧化劑究竟是在對抗什麼東西？聽起來像是在對抗氧氣，但難道身體不需要氧氣嗎？

　　氧氣，是細胞產生能量的過程中的必要物質，沒有它，我們就會死亡。然而，在和氧氣不斷的交互反應過程中，也成了身體的壓力所在。

　　現在的問題是氧化（oxidation），一種不斷發生的天然生化反應過程，氧化會產生所謂的自由基（radicals），這是一種會在細胞內與其它分子相互作用的不平衡分子，導致蛋白質、細胞膜和基因的破壞。

　　自由基造成損害的原因，是因為它會「竊取」另一個分子的電子，以試圖平衡本身，而被竊取的次級分子，則因失去平衡，而無法正常工作。

　　為了本身需要重新平衡，被竊取的次級分子會積極的從第三級分子搶奪電子，又造成第三個分子的破壞。如果次級分子不能找到另一個電子，它就會死亡，或繼續以傷害身體的方式來運作。

　　如果這條偷竊電子的產業鏈推移過長，太多的健康分子受到牽連，無需多言，廣泛的破壞將隨之發生。不僅是分子層級，對細胞、組織、器官，甚至整個身體系統都會產生影響。

　　儘管氧化可以指氧氣與另一種物質的結合，比如說氧加碳

形成二氧化碳（CO_2），不過它通常用來指分子交互反應中，分子之間得到或失去電子的過程，不一定涉及氧氣。

就像發炎一樣，**氧化是生活中不可缺的生化反應，唯有當它失控，才會引起問題。**

比如當它發生過於頻繁，或氧化了錯誤的物質，不受控制的氧化和自由基，會使許多條件更加惡化，包括心臟疾病、黃斑部病變、糖尿病和癌症。氧化也被認為是衰老的一個主要原因。

有些疾病／條件與氧化壓力有關：

- 老化
- 阿茲海默症
- 關節炎
- 動脈粥狀硬化（冠心症）
- 癌症
- 白內障
- 糖尿病
- 肺氣腫
- 心臟病
- 炎性腸病（慢性腸炎）
- 腎臟疾病
- 黃斑部病變
- 多發性硬化症
- 胰腺炎
- 帕金森症
- 皮膚病變
- 中風

防禦氧化

為了控制電子偷竊，還有避免過量自由基造成損傷，體內會產生抗氧化劑，並且也可以透過飲食，攝取額外的抗氧化劑。

抗氧化劑的其中一種作用，是充當電子供體，以平衡自由基。

也就是說，它們將電子提供到不平衡的分子上，所以自由基不再需要從其他分子上竊取電子。

人體的主要的抗氧化劑，是穀胱甘肽過氧化酶（GP）、過氧化氫酶、超氧化物歧化酶（SOD），而來自食品的主要抗氧化劑包括維生素（維生素 E、維生素 C）、類胡蘿蔔素（β-胡蘿蔔素，茄紅素）、類黃酮，以及多酚（來自藥材、茶葉和葡萄皮）。

當沒有足夠的抗氧化劑，可中和身體的自由基負荷時，身體就處在氧化壓力狀況。相對於大型細胞損傷，氧化作用在較小的細胞，引起細胞突變、組織衰壞、免疫系統受損等。

氧化壓力如何造成心臟病

氧化壓力／自由基損傷，透過對於 LDL 膽固醇的影響，在引發和造成心臟疾病上，起著決定性的作用。

HDL 和 LDL 都含有可被氧化的脂質，但是 HDL 含有一個先天上的優勢：一種稱為對氧磷酶（PON）的酶，這有助於 HDL 抵擋氧化作用。

不幸的是，LDL 沒有這樣的保護，所以它更容易被氧化。

LDL 在正常狀態下，不會造成心臟疾病，除非它被自由基攻擊和氧化，LDL 將變得具有「粘性」，會更容易附著在動脈壁。這時會形成一個刺激物，造成動脈壁細微刮痕，開始淤積成毒斑，並形成毒釀。

從此刻開始，氧化的 LDL 幾乎在冠狀心臟病的所有階段，都會發揮作用。它會令發炎細胞（如巨噬細胞）和凝血因子（如血小板）趕往受傷現場，並停留在動脈壁。它也可以刺激單核白血球，轉化成泡沫細胞，促成脂肪條紋的增長，並增強細胞，和其它會形成毒釀的物質累積。

氧化的 LDL 對冠心症的過程，有相當的促進作用，測量它在血中的數值，對於區分是否有冠心症，是一個非常精確的方法。它可不是氧化作用在心臟病故事中唯一的壞蛋。

不受控制的活性自由基，也和金屬基質蛋白酵素（MMP）的活化有關，它可以磨耗動脈上斑塊的纖維帽，導致其毒釀的噴湧。氧化也和發炎有密切相關，兩個會互相促進作用，氧化導致細胞和組織損壞，結果刺激發炎。發炎過程會產生額外的自由基，這會進一步損壞組織。可說是一個惡性循環。

總之，氧化是一個必要的，不可避免的過程，但是不受控制時，將會導致身體組織、器官和系統，尤其是心血管系統的嚴重損壞。它進一步加劇發炎，這又引發了更大的氧化壓力問題。

飲食，是造成氧化壓力的主要原因。

我們容易吃下氧化的食物（想像切開的蘋果放在空氣中變褐色），和因氧作用變得略有酸敗的油脂。

當食物在高溫下油炸時，食物分子中的分子鍵會變得極不穩定，進而產生自由基。

煙燻、燒烤食物也會這樣，不是自身被氧化，就是增強其他物質進入人體的氧化現象。

以下是會使氧化壓力壓增加的飲食習慣：

· 減少抗氧化劑的攝取

抗氧化劑攝食不足（食品或補充品的形式），使得身體可出動平息自由基的「部隊」數量降低，導致氧化壓力。

- 增加精製碳水化合物的攝取，包括糖和甜食

　　這些食物引起血糖迅速上升，促發發炎和氧化壓力，即使餐後的指數濃度都在正常範圍內的情況下。

- 脂肪的攝入量增加

　　攝食大量的脂肪，尤其是飽和脂肪，會顯著的增加體內自由基，損害動脈內膜，而且可能引起動脈痙攣。

- 反式脂肪的攝入量增加

　　這些「假」脂肪，包括氫化和部分氫化脂肪，通常存在人造奶油、起酥油和商業上製備的烘焙和油炸食品當中。研究顯示，這些物質是損壞心血管系統的自由基的強力發電機。

　　使得氧化壓力增加的其他因素，包括以下：

- 血中鐵和鐵蛋白含量過高

　　過多的鐵或鐵蛋白（鐵的一種形式）會增加發炎和自由基的產生。這會損壞動脈內膜，從而形成冠心症，尤其是男性。

- 血液和組織中的重金屬含量增加

　　如鐵和鐵蛋白、汞、鉛、鎘，和其它重金屬過高，會增加自由基和發炎，損傷動脈內裡，也會造成心血管疾病。

- 髓過氧化物酶

　　這個酶是由白血球所產生，會氧化 HDL 膽固醇和脫輔脂蛋白 A，使得這些物質無法協助動脈抵抗 LDL 膽固醇的氧化和破壞。

- 壓力過大

　　情緒壓力會導致自由基的產生。如果是輕度至中度壓力，身體通常可以處理這些增加的氧化反應。但是，如果壓力過度，自由基就會壓制人體的免疫系統。

· 肥胖

過量脂肪組織，尤其如果在腹部區域，直接關係到高 HS-CRP 指數，這是氧化和發炎這兩者增加的指標。

· 香菸

香菸，即使是二手菸，都會產生巨量的自由基。即使抗氧化劑可以減少吸菸者的氧化壓力，它們仍無法完全消除吸菸帶來的危害。

· 陽光

暴露在紫外線 UVA 和 UVB 的陽光下，會造成皮膚內產生大量的自由基。

· 放療和化療

無論是身體的哪一個部分，這兩種治療方法，都會造成自由基大量增加，並導致氧化壓力。

氧化壓力的其他來源，包括環境污染物、毒素、某些藥物、運動過度、酒精，和許多疾病，包括憂鬱症。

如何辨識氧化壓力

如何確定你的身體，能夠充分處理體內的自由基，避開氧化壓力？

其實有多種檢查，可透過測量氧化的副產品或損壞的細胞，來顯示氧化壓力的含量過高、氧化防禦被削弱。高敏感度 C 反應蛋白（HS-CRP），就是氧化的一個有用指標。

還記得前一章所說 HS-CRP 通常被認為發炎的指標，而非氧化指標，但是**氧化壓力和發炎之間，有著錯綜複雜的關係**。

氧化壓力可能是 HS-CRP 的一個決定因素，因此測量 HS-

CRP 濃度，也可以是衡量它的另一種方式，超過 2.0 毫克 / 升，可能代表有氧化壓力。

還有一些有用的檢查，包括測量羥基鳥苷（8-OHG）、8-羥基 -2'- 脫氧鳥苷（8-OHdG），這些是氧化 DNA 和 RNA 的副產品，還有丙二醛（MDA），它是脂質過氧化的副產物。

彗星試驗，可以量化分析單一細胞的 DNA 損傷。測量硫代巴比妥酸反應物（TBARS），可得到脂質過氧化的濃度，測量 8-異前列腺素，則可以鑑別脂肪酸過氧化，產生的自由基化合物。

此外，可以測量各種抗氧化分子的濃度，當這些抗氧化分子供不應求，會使身體不太能夠處理氧化劑，讓身體處在氧化壓力狀態。一些常見的包括穀胱甘肽、超氧化物歧化酶（SOD）、過氧化氫酶。

你當然不需要所有的檢查，醫生可以幫助決定應該進行哪些檢驗。對於我的病人，通常建議 HS-CRP 檢查，如果結果顯示有氧化壓力的跡象，我可能會跟進 MDA 和 8-OHdG 的檢查，以作為確認。

抗氧化劑──控制氧化壓力的關鍵

大量研究清楚地顯示，抗氧化劑過低，與冠心症的風險增加有關。相反地，抗氧化劑的水準高，則降低心臟疾病、中風和其他心血管疾病的風險。

研究人員曾經認為，富含抗氧化劑的食物，是藉由提供足夠的電子給自由基，來防止與氧化壓力相關疾病和可能的危害。

雖然這種策略是有效的，但其學理並不完備。因為從食物或補充品所獲得的抗氧化劑，其實沒有包含足夠的電子，以應付人體內龐大數量的自由基。

這種令人費解的狀態，使得大多數研究人員推測，**抗氧化劑**

不只在一種層面進行抗氧化作用，現在證明，這是正確的推論。

在心臟疾病方面，抗氧化劑不僅僅是提供電子，還能提供好幾種保護和有益的影響，例如：

- 藉由抑制細胞粘附分子，使得物質難以粘結到動脈壁。
- 減緩促炎性細胞因子的釋放，從而減輕發炎和過量自由基。
- 減少不必要的血液凝塊形成，減少堵塞的機會。
- 天然的抗氧化劑正面影響「營養 - 基因」之間的互動，啟動減少氧化壓力、發炎和免疫功能的優良基因，改善細胞的健康，並減少心臟疾病。他們還可以關閉那些增進氧化壓力、發炎，和導致免疫功能紊亂、細胞功能障礙，以及心臟疾病的壞基因。

某些個別的抗氧化劑，具有特定的保護作用。例如，各種生育酚（維生素 E 的各種形式）可以透過提高一氧化氮，和降低 HS-CRP 與 IL-6，達到抗發炎的作用，並改善內皮細胞功能失調，增進動脈肌肉的鬆弛，以降低血壓和使血液流動。

維生素 C 也有其功用，如同維生素 E 一般，它改善血管內皮細胞功能失調，並有助於降低血壓。它也可以增加動脈彈性（擴張是必要的），減少 HS-CRP，透過各種途徑和機制，抗氧化劑能幫你的身體抵抗氧化的有害影響。

抗氧化劑的來源

抗氧化劑供應來自三個渠道：內部製造、食物，和營養補充品。

◆ 體內自然產生的抗氧化劑

身體會製造一些最強、最有效的抗氧化劑。這些物質對免疫系統的功能和身體保健，是絕對重要的關鍵。

由身體製造的抗氧化劑包括：

· α- 硫辛酸（Alpha-Lipoic）

這種脂質抗氧化劑，用於將血糖轉換成能量。因為它在水和脂肪中都可以作用，所以在體內的作用範圍，比大多數抗氧化劑都還要廣泛。它還有助於將氧化的 LDL 脫氧、重新充電維生素 C，還有其它在抗氧化戰爭後已經「精疲力盡」的抗氧化劑。

不幸的是，身體產生 ALA 的能力，隨著年齡而下降，這就是為什麼很多人開始在四、五十歲時走下坡。

ALA 作為補充品，使用的首選形式為 r- 硫辛酸（RLA），這是直接可供細胞內粒腺體使用的形式。

· 輔酶 Q10（Q10）

這種天然物質協助許多反應，包括從食物中提取能量，作為一種抗氧化劑及保護 LDL 不被氧化。此外，輔酶 Q10 能降血壓、改善心臟功能，對抗冠狀心臟病、心絞痛、慢性心臟衰竭，以及其它疾病。

輔酶 Q10 含量，通常約 30 歲開始下降，大多數人都處在中間或相當低的濃度。

· 穀胱甘肽（Glutathione）

這是體內最豐富的抗氧化劑，通常稱為「主要抗氧化劑」。

缺乏穀胱甘肽，已經被證實與自由基的增加，還有跟氧化損傷有關。穀胱甘肽可以防止冠心症和心臟病發作、降低血壓、改善免疫功能、減少發炎，並且減緩血管老化。

· 褪黑激素（Melatonin）

由大腦所製造，能幫助調節睡眠週期的荷爾蒙。褪黑激素可以降低氧化壓力、發炎和血壓，改善血管內皮細胞功能失調。除了由身體製造，蔬菜、水果、穀物和草藥中都具有褪黑激素。

抗氧化劑的亮點：穀胱甘肽（Glutathione）

穀胱甘肽在體內有多種功用，包括協助 DNA 合成，還有強化免疫系統。

但它以作為保護細胞，免受過氧化氫、自由基損壞的抗氧化劑，而廣為人知。它也減緩油脂的氧化，協助其他抗氧化劑的運作，並降低血壓和心臟病發作的風險。

有一項針對 636 位疑似有冠心症患者的研究顯示，根據他們紅血球中穀胱甘肽的數值，將人們分為四組，[1] 穀胱甘肽最高的那一組，其心臟病發作的風險比穀胱甘肽最低的那一組，還要低上 71%。

不幸的是，自二十歲起，體內製造穀胱甘肽的數量便開始下降，使許多老年人的抗氧化防禦系統出現一個重大的破口。

不過，服用礦物硒有助改善這種狀況，因為它是生產穀胱甘肽的必要物質，硒的量過低，會削弱穀胱甘肽的活性。

穀胱甘肽可以透過口服特殊脂質體的形式，或是服用某些穀胱甘肽前體，進行來補充，其中包括 RLA、N- 乙基半胱胺酸（NAC）和乳清蛋白。

遺憾的是，由於體內製造穀胱甘肽會隨年紀自然下降，還有其他種種原因，多數人不能僅僅依靠人體自然產生的抗氧化劑。

因此，人們需要從外界攝取足夠的抗氧化劑，最好的方式，就是透過食物和補充品。

◆ 食物和補充品中的抗氧化劑

水果和蔬菜是抗氧化劑的最佳來源。

它們產生抗氧化劑的組合，而非僅僅單一種形式的抗氧化劑，這可以增加效果，並且提供身體額外的保護。

早在 1997 年，法國研究報告便指出，增加水果和蔬菜的攝取量，當類胡蘿蔔素抗氧化劑的含量達到 30 毫克時，僅僅兩週[2]就可使 LDL 不易被氧化。

同樣地，一個跨愛爾蘭、西班牙、法國與荷蘭的研究發現：**「增加攝取富含類胡蘿蔔素的水果和蔬菜，確實增加了 LDL 的抗氧化性能」**。[3]

另一項研究，檢視 18 位健康成年人，在正常飲食的情況下，攝取魚油補充劑三週，然後在接下來的三週增加水果和蔬菜五份，然後接下來最後三週回到正常飲食，[4] 在他們有吃額外蔬菜水果的期間，維生素 C、葉黃素、β - 隱黃素、α - 胡蘿蔔素，和 β - 胡蘿蔔素等抗氧化劑的量，顯著增加，而 LDL 的氧化易感性也會相對減少。

在我個人的研究中，高劑量的水果和蔬菜萃取物，不僅能降低血壓，也能減緩冠心症的進展。[5]

里昂飲食暨心臟研究計畫（The Lyon Diet Heart Study）發現，**採用以蔬菜等富含天然抗氧化劑為基礎的地中海式飲食（Mediterranean-style diet），可以減少冠心症或相關疾病的危險。**

這裡有個美妙的結果：有時即使膽固醇和血脂幾乎保持不變的情況下，採用地中海飲食，仍使心臟疾病的風險下降！

這無疑是飲食的高抗氧化劑含量，和其減輕發炎的能力，所帶來的連帶好處。這也是我一直以來所強調的重點：**膽固醇僅僅是造成心臟疾病的因素之一，而且往往沒有氧化和發炎那麼重要。**

抗氧化劑食物的最佳來源

根據美國農業部的研究，經測試一百多樣的食物中，有二十幾樣水果、蔬菜，以及堅果的抗氧劑含量最高：

1、小紅豆（乾的）0.5 杯

2、野生藍莓 1 杯

3、紅豆（乾）0.5 杯

4、花豆 0.5 杯

5、藍莓（生的）1 杯

6、蔓越莓（完整的）1 杯

7、朝鮮薊（紅心熟的）1 杯

8、黑莓 1 杯

9、黑棗 0.5 杯

10、覆盆子 1 杯

11、草莓 1 杯

12、五爪紅蘋果 1 個

13、青蘋 1 個

14、山核桃 1 盎司

15、甜櫻桃 1 杯

16、黑李 1 個

17、黃褐色馬鈴薯（煮熟）1 個

18、黑豆（乾的）0.5 杯

19、李子 1 個

20、富士蘋果 1 個

另外，在某些食物的成分，已能發現具有特別強的抗氧化作用，包括以下物質：

· 薑黃素（Curcumin）

在香料薑黃中所發現，薑黃素可以抑制造成體內發炎的酶（如環氧合酶-2和脂肪氧化酶）之活性，它也可降低LDL的氧化。

· 類黃酮（Flavonoids）

一個具有抗氧化和其他保健作用的大家族，在各種蔬菜、水果、茶葉、咖啡、紅酒和果汁中都有。除了其他保健作用，它們也可以降低血壓。

· 大蒜素（Allicin）

大蒜中一種很強的抗氧化劑，大蒜素可以降低LDL的氧化，減輕發炎反應，降低血壓。

· 葉黃素（Lutein）

類胡蘿蔔素家族的一員，因此也和維生素A和 β-胡蘿蔔素相關，葉黃素可以降低LDL的氧化和血壓。它存在於蛋黃、深綠葉蔬菜、番茄、胡蘿蔔、玉米等，含有紅色、橙色或黃色的蔬菜水果中。

· 茄紅素（Lycopene）

使得西瓜、番茄和其它蔬菜水果，呈現紅色的成份，也是類胡蘿蔔素家族的一員，是一種抗氧化劑，能降低血壓，還有減緩內皮細胞功能失調。

· 白藜蘆醇（Resveratrol）

存在於葡萄、紫葡萄汁、紅酒、花生和一些漿果中。白藜蘆醇有助於保護動脈、改善血管內皮細胞功能失調、增強動脈彈性、抑制血液凝塊、降低膽固醇和LDL的氧化，和減少巨噬細胞吞噬氧化的LDL，並可降低血糖和血壓，並且減緩老化。它還有助於減重和減少體脂肪。

· 乳清蛋白（Whey Protein）

存在於牛奶凝結過濾後的液體之中，乳清蛋白包含可作為穀胱甘肽前體的胜肽。它能降低血壓、提高運動能力，和肌肉質量。

綠茶：抗氧化新亮點

綠茶得益於其兒茶素，成為抗氧化劑的優良來源，這種特定的類黃酮幾乎只有綠茶才有。

兒茶素類，特別是一種叫沒食子兒茶素（Epigallocatechin gallate，EGCG），以其保護心臟的作用聞名，包括降低膽固醇，抑制血小板聚集，以及保護LDL 抗氧化。

2006 年，葡萄牙進行一項研究顯示，34 名志願者，頭三週每天飲用 11 杯水，然後切換到為期四週每天十一杯綠茶。[6]隨後，研究人員測量志願者喝茶前後的總抗氧化狀態，和氧化壓力的其它指標。

他們有了驚人的發現，喝綠茶可以減少氧化壓力。

英國針對十六位志願者，進行綠茶抗氧化作用的研究，受試者隨機分配成兩組。[7]第一組正常飲食三週，然後切換到相同飲食，卻加入綠茶萃取物，而第二組則是一開始正常飲食加上綠茶萃取物，然後切換到正常飲食但沒有綠茶。

結果顯示，當受試者服用綠茶萃取物時，血漿的抗氧化能力（打擊氧化的能力）較高。

然而這種效果是短暫的，隨著他們停止服用綠茶萃取物後，增強效果很快就沒有了。這表示，綠茶必須持續規律的攝取，才能提供人體長期性的助益。

◆ 從營養補充品補充抗氧化劑

雖然直接從食物中獲得抗氧化劑，能達到良好的功效，但是我們還是可以藉由補充品的形式，輕鬆降低身體的氧化壓力。

以下列出最為常見的抗氧化劑補充品，提供參考：

· β- 胡蘿蔔素（Beta-Carotene）

維生素 A 的植物形態，存在胡蘿蔔、南瓜，還有其它橙色或黃色食物當中，綠花椰菜、菠菜和其它深綠色植物中也具有。

· 菸鹼酸（Niacin，Vitamin B3）

維生素 B 群中的一員，存在雞、火雞、牛肉、鮭魚、桃，小麥等食物當中。菸鹼酸是有效的抗氧化劑，可降低 LDL、VLDL、脂蛋白（a）和三酸甘油酯的氧化，增加 HDL-2 和脫輔脂蛋白 A-I，可減輕氧化壓力和發炎等其他效用。

· 硒（Selenium）

存在家禽、肉類、魚類和粗糙穀類中的礦物質，在蔬菜水果中也有少量存在。硒作用於穀胱甘肽過氧化酶當中，可以降低冠心症和心臟病發作的風險。

· 維生素 C（Vitamin C）

新鮮蔬果含有豐富的維生素 C，包括番石榴、木瓜、紅辣椒、哈密瓜、奇異果和橘子柳丁。維生素 C 可以「重新活化」維生素 E 和穀胱甘肽，使它們能夠持續對抗自由基。它也能改善血管內皮細胞功能失調，和提高血管張縮能力，從而改善血壓。

· 維生素 E（Vitamin E）

維生素 E 的相關族群，被稱為生育酚和三烯生育醇，具有「脫氧」能力，可以降低 LDL 的氧化，並改善血管內皮細胞的功能失調。維生素 E 存在於綠葉蔬菜、花椰菜、芽甘藍、堅果、種子，和青豆之中。γ/δ 三烯生育醇，是維生素 E 最有效的補充形態。

· 鋅（Zinc）

　　這種礦物質最受矚目的功效，在於提高眼睛的抗氧化作用，它可以防止黃斑部受損，避免失明。鋅存在肉類、蛋類、海鮮之中，也能在豌豆、蠶豆、扁豆和全麥中，發現少量的鋅。

　　以上，簡單提供重要且有效的補充品資訊。

　　我將在第九章，整合心血管病防治計畫的飲食，這個飲食計畫，將有助於確保每日的正常飲食基礎上，能夠攝取到大量、有用，且易吸收的抗氧化劑。

建議

　　正如你所見，對抗氧化壓力的食物有許多，其中一些還非常可口！

　　我建議你翻到第九章，馬上試試這些富含抗氧化劑的飲食。

　　然後，按照後面所敘述的日常養生法，以全食物（whole food）的型態攝取大量的抗氧化劑，這可能是提升心臟健康（和身體其他部位）的重要途徑。

　　讓全家都採以這種方式飲食，看看大家能過得多麼健康！

◆ 日常養生法

　　藉由遵循這些建議，可以積極幫助身體對抗氧化，增加防禦氧化能力，減少動脈粥狀硬化，並排除冠心症。

1、富含抗氧化劑的飲食

　　一份抗炎飲食的組成，應是含有多量的 Omega-3 脂肪酸，和單元不飽和脂肪酸（例如橄欖油），避免飽和脂肪、反式脂肪和油炸食品；大量新鮮蔬菜水果，避免精製碳水化合物。（針對飲食對心臟疾病的預防和完整討論，以及整合心血管病防治計畫飲食的說明，請參見第九章）。

2、定期運動

　　針對運動預防心臟病的完整討論，詳見第十章。

3、輔酶 Q10：每天 100 至 200 毫克

　　輔酶 Q10 具有抗氧化作用，防止 LDL 被氧化，降低脂蛋白（a）的濃度，並改善血管內皮細胞功能失調。

　　服用史塔汀類（statin drug）藥物如立普妥（阿托伐他汀，atorvastatin）會引起身體輔酶 Q10 短缺。因此，每個服用史塔汀類藥物的人，都應該考慮服用輔酶 Q10。

　　即使是那些沒有吃史塔汀類藥物者，也應該吃輔酶 Q10，因為它有助於緩和發炎和氧化。要選擇註明「奈米」的高吸收型態的輔酶 Q10，或者是標籤上寫著「與脂質體或脂肪傳遞系統合用」，或是和少量含脂肪的食物一起攝取，以增加吸收效率。

4、沒食子兒茶素（EGCG）：每天 500 毫克兩次

　　綠茶中最強的健康成分，EGCG 可以抑制 LDL 氧化，並抵抗脂質過氧化，還有保護 DNA 不被自由基破壞。它已被證實有保護心臟的作用，包括降低總膽固醇和 LDL 膽固醇，同時可以抗發炎和降血壓。

5、白藜蘆醇（Resveratrol）：每天 250 毫克反式白藜蘆醇（trans-resveratrol）形態的產品

　　白藜蘆醇是在葡萄、紫葡萄汁、紅酒、花生，和一些漿果的表皮上，所發現的強大抗氧化劑。

　　它可以防止 LDL 和 HDL 的氧化，減少動脈粥狀硬化，並有助減緩動脈老化。只採取服用反式白藜蘆醇的形態，正因它最容易被人體所吸收。

6、維生素 C：每天 200 至 500 毫克

　　維生素 C 是最為知名的抗氧化劑，可以協助維生素 E 回收，

並消除維生素 E 代謝過程所產生的自由基。

大量的數據研究顯示，增加維生素 C 的攝取量，會減少冠狀動脈心臟病的風險。它有助心臟健康，同時能對抗氧化、降低總膽固醇、LDL 和三酸甘油酯，增加 HDL，並改善血管內皮細胞功能失調，減少血液凝塊的形成。

7、維生素 E：每天 400 毫克的 γ/δ 三烯生育醇形式

維生素 E 是一種重要的抗氧化劑，有助於對抗 LDL 氧化，所造成的自由基損傷，還能改善血管內皮細胞的功能失調。

因為它是脂溶性，因此可以通過細胞膜，幫助對抗可能穿透細胞的自由基。γ/δ 三烯生育醇，是維生素 E 最有效的補充形態。

◆ 減輕壓力

當人們處在嚴重的情緒壓力之下，自由基會加倍產生，這會讓身體形成嚴重的氧化壓力。

緊張時所釋放的荷爾蒙，如皮質醇、兒苯酚胺，會分解成強大的自由基，隨之肆無忌憚的傷害身體。

如果可能的話，每天試著練習放鬆。

做做瑜伽、冥想，或是洗個熱水澡，一邊聽著舒緩的音樂。

消除壓力，是任何健康計畫中相當重要的一部分，也是減少氧化壓力的好法子。

◆ 對抗氧化

只要持續呼吸，氧化將在身體中持續進行。這是不可避免的事，然而我們可以通過很多方法，像是攝取大量的抗氧化劑、運動，減輕壓力，做出最好的損壞控制，達到身心靈的健康與平衡。

第 5 章

搞定膽固醇：

那些數字沒告訴你的事

膽固醇是一種生物必需品，而不是壞蛋。

高膽固醇不如我們所熟知的那麼邪惡，高的總膽固醇還有高的 LDL 膽固醇，並不意味著一定會心臟病發。

然而，這兩者的指數正常，也不代表你是心臟病絕緣體！

> 讓我們一勞永逸的破除膽固醇神話吧！
>
> 膽固醇本身並不壞，而且升高的膽固醇，也不是冠心症的明確成因，就像低膽固醇也不是心臟健康的保證一樣。

高膽固醇不如我們所熟知的那麼邪惡，高的總膽固醇還有高的 LDL 膽固醇，並不意味著一定會心臟病發。

然而，這兩者的指數正常，也不代表你是心臟病絕緣體！

不幸的是，膽固醇神話如此根深蒂固於我們的腦袋瓜，擺脫膽固醇已成為一個國際級的執念。

數以百萬計的人都被投以不必要的降脂藥物，其實有很多人可以不用吃藥，就能夠改善。

膽固醇對人體不好的這個迷思，導致更多相關的誤解，就像喜歡吃紅肉和雞蛋是不好的，只因為它們會增加你的總膽固醇。

讓我們一勞永逸的將這些神話除掉吧！

膽固醇本身並不壞，而且升高的膽固醇，也不是冠心症的明確成因，就像低膽固醇也不是心臟健康的保證一樣。

膽固醇到底是什麼東西？

膽固醇是種天然產物，由身體製造的絕對必要的物質。

它用於製造膽汁、細胞膜、維生素 D、類固醇激素、睪固酮、黃體素和雌激素，而且也執行身體其它重要任務。

它隸屬於脂質家族，也就是說在生化上，它是脂肪的表親。的確，醫生使用「血脂異常」這個名詞，來涵蓋膽固醇和血脂的相關問題。

膽固醇是一種生物必需品，而不是壞蛋。身體中如果沒有足夠數量的膽固醇，你就會死翹翹！

擁有適當或中間偏高的膽固醇，都不能算是一件壞事，我們必須明白，血液中浮動的額外膽固醇，不一定對動脈有害。

事實上，在某些情況下，**膽固醇增加可能是人體試圖保護自己，免於毒素或慢性感染的機制。**

只有當某些特定事情出錯時，膽固醇才會成為問題。要知道這些特定問題之前，讓我們先多了解一點膽固醇。體內多數的膽固醇，是由身體所製造，少數從食物而來。

膽固醇透過血液，到達它們不同的工作站。

然而，由於膽固醇一種脂質，血液主要是水性，脂肪和水不相溶，所以身體會將膽固醇用脂肪（三酸甘油酯）和磷脂質包裹起來，進入蛋白質製成的容器（也就是不同密度的脂蛋白）在血液中運輸。

可以想像成是微型潛艇，在你的血液中晃晃蕩蕩，裝載各色各樣不同類型貨物的潛艇。

它們各有不同形式，這些容器就是所謂的脂蛋白，根據蛋白質、膽固醇和脂肪的比例而有所不同。

- 蛋白質比例較高，而膽固醇／脂肪比含量少的，這種類型的密度會比其他種類膽固醇高，所以他們被稱為——高密度脂蛋白（HDL）。

- 蛋白質比較少，而膽固醇／脂肪比例高的，這種密度較小，所以它們被稱為——低密度脂蛋白（LDL）。

- 第三種類型，稱為——極低密度脂蛋白，或 VLDL，僅有極少的蛋白質和極高比例的膽固醇／脂肪。

根據以往的標準概念，LDL-C 是壞的，因為它在動脈中沉積膽固醇和脂肪，而 HDL 是好的，因為它就像一台垃圾車，從動脈抓起膽固醇和脂肪，運往丟棄。

如此一來，要保持 LDL 低，HDL 高。身體總膽固醇，就是各個類型膽固醇的組合，也應保持在較低的水平。

不過，這已經是幾十年前的推論了，這在當時對膽固醇和心臟疾病之間的關係，是最佳的解釋。

然而，這個理論有其極限，因為它立論於兩個主要假設：第一，HDL、LDL、VLDL 和總膽固醇含量，無疑是心臟疾病的主要危險因素；第二，每個 HDL 分子都是相同的，而且 LDL 和 VLDL 也是如此。

我們現在已經了解到，這其實是不正確的，但這理論卻還沒有被修正。

關於膽固醇，每個人都需要知道的事

所謂的 LDL、LDL 或 VLDL，都不只是一個單一類型。

各種膽固醇分子，並不是固定不變的。

相反的，有不同類型的 HDL、LDL 和 VLDL，而且它們都在不斷變化著，不斷根據它們的角色，變化形狀和特性，用來應對體內不斷變化的情況。

高密度脂蛋白，至少就有五個不同的形式。其中兩個最重要的是 HDL-2 和 HDL-3。它們都是 HDL，但 HDL-2 更大、更活躍，而 HDL-3 較小，密度卻更高。

這種區別，可不僅是實驗室的科學家們感興趣而已，關於 HDL-2，尤其是 HDL-2B，比 HDL-3 更能提供身體更多的保護，所以不管整體 HDL 多高多低，如果身體擁有足夠的 HDL-2B，染患心臟疾病的風險，就比較低。

另一方面來說，如果你的 HDL-2 和 HDL-2B 較低，就有罹患冠心症的風險，即使總膽固醇和低密度脂蛋白膽固醇數字，是在安全範圍之內。

傳統上，都採用整體 HDL 的高低，來決定要不要服藥，但是**你的醫生可能根本不知道，體內具有保護形式的 HDL 是否足量！**

體內 HDL 的大小，在很大程度上是來自遺傳，但有幾種情況，可以增加血液中保護性的 HDL-2 和 HDL-2B 的數量，其中包括運動、減肥、戒菸、限制精製碳水化合物，和反式脂肪和飽和脂肪，並增加菸鹼酸、Omega-3 脂肪酸，和泛硫乙胺的攝取量。

LDL 也有以下三種不同形式：

- 脂蛋白 a（Lipoprotein（a））：一種帶有特定的蛋白質結構的正常 LDL。這和膽固醇兩者的結合，會增加動脈阻塞和血栓的風險。脂蛋白 a，在很大程度上是由遺傳所決定的。

- 中密度脂蛋白（IDL，Intermediate-DensityLipoprotein）：一種會沉積膽固醇和脂肪到動脈中的 VLDL。將膽固醇和脂肪捨掉後，會使之密度變高，所以這種 VLDL 會「畢業」成 LDL 中的一種。

- LDL-R：所有其他種類的 LDL

這些是低密度脂蛋白的所有形式，但它們在體內的行為都不同，醫生評估心臟疾病風險時，必需進行個別檢視。

然而，醫生們常常沒這樣做，大多數實驗室檢測，只提供這三種形式混合的 LDL 結果。某些 LDL-R 顆粒大，有些很小，有的則是介於兩者之間，這使得狀況更加複雜。

大型的 LDL 攜帶較多的膽固醇，蓬鬆而更能浮於水面，而小的膽固醇含量較少，密度更高。不過，小顆粒的 LDL 反而比較危險，儘管含有較少的膽固醇，卻因為**它們能夠更容易溜進內皮，鑽入動脈壁，也更易於被氧化，這使得它們又更危險。**

一旦它們被氧化、糖化，或乙醯基化，它們會像生化磁鐵般的引發一系列的事件。它們會吸引更多的發炎，和其他細胞、粒子到動脈壁內的毒釀，提高毒釀破裂，導致血液凝塊，和心臟病發作的巨大風險。

還記得有兩個病人，他們的 LDL 是完全相同的 100 mg/dL。不過，因為艾倫的 LDL 大部分是大顆粒組成，而艾米莉的 LDL 是屬於小顆粒的，這顯然增加了她罹患心臟疾病的風險。但根據標準 LDL 測試，她和艾倫同樣健康。

艾米莉顯然需要立即開始治療，但因為醫生認為她的 LDL 是安全的，所以並沒有接受治療。

無論是她，還是她的醫生，都沒有意識到冠狀動脈內有個隱患，直到輕微的心臟病發作。

瞭解 LDL 有不同的形式和重量之後，只憑單一數據的檢測報告，來確定身體健康與否，是不具任何意義的。然而，現在醫生卻是這樣在做。

不要擔心記不住這一切。

重點是，HDL 和 LDL 不僅僅是醫生說的高和低這麼單純而已。

醫生應檢查各種類型 HDL 和 LDL 顆粒的大小和數量，但大多數例行的膽固醇檢查，僅僅交代了 HDL 或 LDL 的數字。

LDL 顆粒的數量，正是一項關鍵，因為即使兩個人 LDL 指數（重量）相同，擁有更多 LDL 顆粒的人，代表冠心症的風險更高。

膽固醇如何促發冠心症

關於膽固醇和心臟疾病之間，有個重點是，只有某些（而且只有那些）特定形式的膽固醇，可以從刮傷區域，溜過內皮細胞，鑽入動脈壁，使毒釀變得更加危險。

它們藉由這樣做，增加發炎和氧化作用，並使其它粒子更具危險性。

至於那些漂浮在血液中的其它膽固醇，對心臟健康並不構成威脅，只要它停留在血液中，而且指數沒有瘋狂的飆高。

過去總認為，當總膽固醇數量上升超過一定水平，它在某種程度上會被「擠」到動脈壁。但是現在我們知道，只要動脈壁沒有刮傷，還有內部還沒有產生毒釀，人體能夠在血液中容忍相當多的膽固醇，甚至比大多數醫生知道的都還要多。

當好 HDL 變壞的時候

有一種將 HDL 變成有害的方式，就是氧化作用，正是第四章所提到的。

一般來說，HDL 包含大量的抗氧化物質，可以抗發炎。

但是當發炎上升過高時，HDL 可能就會翻轉，反而變成具有促炎性，充滿了促氧化分子，在 HDL 試圖平息發炎和氧化時干擾它。這當然增加了冠心症的風險。

正在開發的新型檢查，能夠檢測到促炎性 HDL，更精確地確定的冠心症的風險。

如何知道膽固醇處於危險區？

幾年前，我們只關注總膽固醇，好像聖旨般的接受這單一數據，要嘛就是「你有心臟病發作的風險！」不然就是「別擔心，你很安全！」

當我們更加了解膽固醇和其運作模式，必須注意的是 HDL、LDL、VLDL、血脂肪（TG）還有總膽固醇，這就是所謂脂肪五大類。

關於醫學知識，過去十年中有相當大幅度的進展，現在更要超越這五大，檢視幾十種膽固醇和相關的粒子，其中包括：

- 總 LDL 顆粒──LDL 標準檢查，僅僅量測 LDL-C，或是一個人的 LDL 有多少膽固醇（重量）。這當然是一個重要數字，但更重要的是，LDL 顆粒的數量。

  簡單地說，罹患冠心症的風險，隨著顆粒數的增加而升高。的確，LDL 顆粒數量，正是冠心症的最佳指標之一。該指數應該每毫克 / 升中不到 900 粒。

- LDL 壞膽固醇的尺寸和類型──LDL 至少有五種類型和大小：最小尺寸的是 B 型，是最危險的。而最大的 A 型，是最無害的。另外氧化的 LDL，其濃度也相當重要，如同 LDL-B 的顆粒個數。[1]

- VLDL 或三酸甘油酯（血脂）──過多的三酸甘油酯，會增加凝血和動脈粥狀硬化的風險。

  三酸甘油酯理想值應低於 75mg/dL，另一方面，若超過 150mg/dL 時，就應該檢查看看更危險的 VLDL 是否存在，比如大顆粒的 VLDL、增加的 VLDL 顆粒數量，和 VLDL 顆粒殘跡。

- HDL 膽固醇──HDL 有幾種類型，較大的 HDL-2B 保護性最高，而較小的 HDL-3 對冠心症保護性最低。男性的 HDL-2B 應高於 40 mg/dL，女型則要高於 50 mg/dL，理想值約為 80 mg/dL。

- 脂蛋白（a）（LP（a））──脂蛋白（a）是 LDL 的類型之一，會增加心臟疾病風險，正常通常低於 30 mg/dL。

- 脫脂蛋白 B──這種載體蛋白，可以幫助 LDL 在動脈壁上沉積膽固醇。平常應低於 60mg/dL，其指數與 LDL 顆粒數目有關。

除此之外，醫生可以檢查以下物質的含量，進一步了解你是否有冠心症的風險：

- 對氧磷酶──一種可以防止 HDL 氧化和發炎的酶。

- 載脂蛋白 C-II──一種協助分開 VLDL 和乳糜微粒（一種脂肪）的蛋白質。

- 載脂蛋白 A-I 和 A-II──血液中攜帶 HDL 的蛋白質複合物。

- 血清游離脂肪酸 A──血液中能攜帶微小的、自由浮動的顆粒的脂肪，會增加冠心症的風險。

當確定患者的膽固醇、血脂，以及相關物質是否會引發危險時，醫生應該檢視這些關鍵項目──不要只檢查可能引起誤解的總膽固醇、LDL、HDL 的數字。

以自然方式打擊有害膽固醇

有許多食物和補充品，可以降低總膽固醇或 LDL 膽固醇、增加 HDL 膽固醇，包括菸鹼酸、Omega-3 脂肪酸、泛硫乙胺、植物固醇和生育三烯酚（維生素 E 的形式）。

運動也有益處，只要按照本書提出的整合心血管病防治計畫，將對身體非常有幫助。

以下是計畫中，處理膽固醇相關問題的元素：

◆減少反式脂肪酸及精製碳水化合物

脂肪酸是脂肪的原料，以不同結合方式，產生不同類型的脂肪，正如胺基酸的各種組合，會產生不同的蛋白質一樣。

幾乎所有天然食物中的脂肪，都是順式脂肪酸，順式脂肪酸是彎曲糾纏的型式。但是，當脂肪被處理過，變成加工或速食產品，其中一些順式脂肪酸會被轉換成反式脂肪酸，這時它們的脂肪鍊，將變成平坦長條的型式。

加工過程雖然有利於食品製造，但對於健康卻大大不利，因為反式脂肪酸更容易在體內積聚，引發問題。[2] 可能導致的情況，如下：

- 藉由抑制多種酶，將膽固醇變成為不利的類型。

- 降低具保護性的 HDL（2％到3％）。

- 增加載脂蛋白 B（達8％）。

- 增加脂蛋白（a）（達4％）。

- 增加總膽固醇（達8％）。

- 增加 LDL 膽固醇（達9％）。

- 增加三酸甘油酯和 VLDL（達9％）。

- 增加血液凝塊的風險。

- 增加冠心症和心臟病發作的風險。

- 增加心律不整和猝死的風險。

- 增加血壓升高的風險。

- 增加肥胖的可能性。

吃下含有反式脂肪酸的食物，將導致脂肪組織積累這些有害物質，從而導致更多的發炎和氧化壓力。

當它們不斷的在身體積累時，反式脂肪還會儲存起來，即使在停止食用它們之後，仍會有很長的一段時間不停釋放。

◆ **哪裡會有反式脂肪酸？**

反式脂肪酸，存在含有氫化脂肪的產品中，最有名的是瑪琪琳（人造奶油）、酥油，以及氫化或部分氫化的油。

因此，像是甜甜圈、餅乾、蛋糕、洋芋片，奶油蘇打餅等，還有其它用這些脂肪製成的食品當中，都可見到反式脂肪酸。它們也在炸物、薯條、和一些常用氫化油的油炸食品中，最常見的就是速食。

◆ **避免反式脂肪酸及精製碳水化合物**

根據目前法規，所有食品必須在營養成分的包裝，標註列出反式脂肪的含量，所以一定要檢查包裝上頭的成分表。

如果看到「氫化」或「部分氫化」字樣，可以確認食物中一定含有反式脂肪酸，就應該避免。遠離酥油、氫化油、氫化油製成的人造奶油，和一般油炸食品，尤其是那些速食連鎖店所販售。

如果真的喜歡人造奶油的風味，可以找到幾種以優格為底而製成的，內含 Omega-3 脂肪酸、不含有反式脂肪酸。同時減少所有精製碳水化合物，如麵包、白馬鈴薯、麵食、米飯、甜點和汽水。

◆ **喝綠茶**

綠茶，茶樹植物的葉子所製成，含有兒茶素，一種天然類黃酮的極佳來源。

綠茶中的兒茶素，能增進健康的作用，過去四十年來，已有相當深廣的研究顯示出它們有抗癌、抗菌、抗肥胖的效果。

但也許最有趣的是，它們對抗心臟疾病，竟也有廣泛的保護作用，包括以下三種：[3]

- 降低 LDL 的氧化。

- 降低載脂蛋白 B 的分泌，這表示幫助 LDL 膽固醇沉積到動脈壁的助力，變得更少。

- 降低有害的 LDL 膽固醇，同時提高保護 HDL 膽固醇。

◆ 在飲食中加入綠茶

綠茶溫和、美味且爽口，所以將它納入自己的飲食當中，應該不困難。

早上第一件事，就先喝一杯，然後整天偶爾啜飲幾杯。因為其咖啡因相當低，不會讓人過於緊張、不安或失眠。

這裡的標準是，每兩天喝下 500 毫克的兒茶素，只要吃點補充品，還有整天飲用幾杯綠茶，就可以簡單的達成。

◆ 攝取 Omega-3 脂肪酸

Omega-3 脂肪酸，存在冷水魚類和某些其他食物中，它們首先受到關注，是由於研究人員發現，儘管紐特人日常消耗非常大量的脂肪，卻極少罹患心臟疾病。

然而他們脂肪來源是魚和海豹，其中含有大量的 Omega-3 脂肪酸，並不是牛肉或油炸食品。很快地，人們就發現到 Omega-3 脂肪酸，可以保護血管和心臟。

研究顯示 Omega-3 脂肪酸，可以減少冠心症的風險，藉由：

- 提高保護性的 HDL-2。

- 增加 LDL 顆粒大小。

- 降低 LDL 顆粒數。

此外，它們有助於減少發炎，這個會製造——並保存動脈壁內毒釀的元凶；還可以逆轉內皮細胞功能失調，並幫助身體製造更強的帽蓋，以隔離動脈壁內的毒釀，使其不會與血液接觸。

◆ 在飲食添加 Omega-3 脂肪酸

Omega-3 脂肪酸，主要存在於富含脂肪的海中魚類，如鮭魚、鯖魚、鯡魚、鮪魚。

要知道的是，養殖場魚類的 Omega-3 脂肪酸，比起野生捕撈的魚來得低，這是因為飲食內容不同的關係。Omega-3 脂肪酸的其他來源，包括魚油、磷蝦和藻類。

雖然亞麻、亞麻仁和亞麻油具有 Omega-3 脂肪酸的前體，但吃這些，吸收效率都比較低，因為身體必須加以轉換才能獲得 Omega -3 脂肪酸。不僅轉換成 DHA/EPA 的比率小於 5％，而且這些前體更可能致使發炎性的 Omega-6 機轉，反而在一些患者中增加發炎和冠狀心臟病的風險。所以，並不推薦使用亞麻仁油。

我們的目標，是每天攝取 3~4 克的 EPA 和 DHA 的組合，約 EPA：DHA 比例為 3：2。

一份 3 盎司太平洋鯡或太平洋牡蠣，提供約為 1.8 克 EPA / DHA 組合，而 3 盎司的鮭魚可提供約 1.5 克。魚油補充劑，則可彌補不足的量。同時也建議該每 3~4 克 EPA / DHA 組合，要搭配 1.5~2 克（即總共 50％）的 γ - 次亞麻油酸（GLA），和 400 毫克的 γ -/δ - 生育酚維生素 E，來進行平衡。

◆ 其他建議

減少反式脂肪酸及精製碳水化合物，藉由喝綠茶，並且吃更多的 Omega-3 脂肪酸，將大大有助於製造有用的膽固醇，和阻擋有害的膽固醇。

再加上適當的運動輔助，將幫助更多。對於有高需求量的人，建議下列補充品：

1、菸鹼酸：每天 100 毫克開始

維生素 B 群中的一員，也被稱為維生素 B₃，菸鹼酸自從 20 世紀中期以來，都用於促進心臟健康。

雖然它已不算降低膽固醇的藥物，但是菸鹼酸降低膽固醇的能力，還是受到廣泛認可。菸鹼酸的功用如下：

- 降低小而密的 LDL，將這個有害的 LDL-B，轉換成較好的 LDL-A，並且降低 LDL 顆粒數。

- 降低脂蛋白（a）。

- 降低載脂蛋白 B。

- 增加有益的 HDL-2B。

菸鹼酸應該要與食物一同服用。從每天 100 毫克開始，緩慢的以每週增加 100 毫克劑量的速度，直到有良好的反應。

每天服用菸鹼酸之前，先吃低劑量阿斯匹靈會有幫助，可以減少潮紅。吃蘋果或蘋果醬，也有助於減少潮紅。同時留意，食用菸鹼酸時不要喝酒。

菸鹼酸的潛在副作用，包括潮紅、瘙癢、皮疹、肝功能異常、高尿酸、血糖升高等。

其中大多數是與劑量相關的副作用，所以從使用小劑量開始，仔細觀察增加劑量時的反應，可以幫助早期發現任何副作用，並藉由減少劑量來消除。

要記住那種市售的「不會潮紅」的菸鹼酸補充品，是沒用的。它們是由被稱為 IHN 的不同化合物組成，在臨床研究中，與會潮紅的菸鹼酸（維生素 B₃）進行比較時，是不具效果的。

2. 生育三烯酚：100 毫克每天的 γ/δ 三烯生育酚

維生素 E 不是單一的物質。相反的，它是一組八個在體內有類似的作用的物質。這八個物質，被分為兩組，即三烯生育酚和生育醇。

研究顯示，生育三烯酚可以藉由減少有害的載脂蛋白 B、LDL 和三酸甘油酯，以及增加 HDL，改善膽固醇的情況。它們還具有抗氧化特性[4]，可以對抗使 LDL 轉變成危險形式的氧化反應。

建議補充含有 100 毫克的 γ/δ 生育三烯酚，與晚餐一起服用，並確保距離服用任何其他形式的維生素 E，超過十二個小時以上。

3、泛硫乙胺：900 每天毫克

泛酸（維生素 B_5）的衍生物，泛硫乙胺有許多有用的特性，包括：[5]

· 降低載脂蛋白 B 達 27.6%。

· 增加載脂蛋白 A-I。

· 增加 HDL。

· 降低 LDL 和三酸甘油酯。

泛硫乙胺也可減少脂肪的沉積，以及主動脈和冠狀動脈中的脂肪紋發展，降低主動脈和冠狀動脈壁的增厚，並且減慢 LDL 的氧化，避免它成為更危險的形式。

服用一天三次 300 毫克，或一天兩次 450 毫克的泛硫乙胺。最大效應，通常會發生在補充後的四個月時，但可能需要六到九個月，才能看到實際效果。

4、多酚類和白藜蘆醇：每天 250 毫克

多酚是天然的強力抗氧化劑，存在綠茶、蘋果、橄欖油、胡桃、石榴、可可，和其他類植物食物中。

其中比較著名的多酚是白藜蘆醇，存在於葡萄、紫葡萄汁、紅酒、花生，和一些漿果的表皮上。研究顯示，一般的多酚，

特別是白藜蘆醇有下列性質：

- 降低 LDL 的氧化。
- 增加肝臟酶的活性（PON-1），有助於防止 HDL 的氧化。
- 減少發炎。
- 具有抗氧化能力。
- 改善內皮細胞功能失調。

只需攝取反式白藜蘆醇，每天 250 毫克。記得要在有信譽的店家購買（如 Biotics Research），同時不需要吃太多，據臨床研究顯示，人體在這個的劑量的反應最好。

不只是數字！

減少反式脂肪酸，喝綠茶，攝取 Omega-3 脂肪酸，或是服用菸鹼酸、生育三烯酚、泛硫乙胺，和白藜蘆醇幾種選擇中，應該能恢復各種類型的膽固醇，和相關項目之間的健康平衡。

要記住，「膽固醇的真實資料」，並不能簡單地透過測量總膽固醇、LDL 和 HDL 來看待。

凡是涉及到膽固醇的元素，都必須經過測量，以便更為清楚地確定風險預測因子，確保我們處在安全區。

第 6 章

讓血液
完美流動

就像汽車會損壞道路一樣，血液也會危害流經的動脈。

血液流經冠狀動脈的速度或模式改變，會提高心臟疾病的風險，主要是因為破壞到內皮。此時在動脈壁留下的刮痕，對發炎和氧化壓力的發生，可是個完美的地點，加上毒斑塊的積聚，導致動脈粥狀硬化、血栓和堵塞。

高血壓就像冠心症，開始於氧化壓力、自身免疫功能失調、發炎等，而不是一種疾病；它是結合眾多疾病狀態，交互作用的綜合徵狀。

血壓的升高，和動脈、腎臟的問題有關，這會改變身體處理血糖和脂肪的方式，在結構上改變心臟的功能，造成更多問題。

就像汽車會損壞道路一樣，血液也會危害流經的動脈。

流過動脈的血液，若以適當的壓力和運動模式，並不會造成問題，但血液並不會總是用完美的方式流動。

血液流經冠狀動脈的速度或模式的改變，會提高心臟疾病的風險，主要是因為破壞到內皮。此時在動脈壁留下的刮痕，對發炎和氧化壓力的發生，可是個完美的地點，加上毒斑塊的積聚，導致動脈粥狀硬化、血栓和堵塞。

因為那些高血壓和冠心症專科醫生們的推廣，數以百萬計的美國人正在服用 β 受體阻斷劑、利尿劑、鈣通道阻斷劑、血管張力素轉換酶抑制劑，和其他藥物，藉以降低血壓。

對於許多患者來說，這些藥物是必要的、有用的，甚至是救命的，但對於其他人卻沒必要，有些人甚至處於潛在嚴重副作用的風險之中。

例如利尿劑，會引發 2 型糖尿病和高血糖、腎功能不全、增加尿酸、痛風，和低血鉀；而 β 受體阻斷劑會引起疲勞、陽痿、記憶喪失、胰島素阻抗、2 型糖尿病、低 HDL 膽固醇，以及更多的疾病。

由於遺傳因素的影響，很多患者並未從藥品中獲益。

諷刺的是，**許多降血壓藥物，包括某些利尿劑和 β 受體阻斷劑，都會增加冠心症等心臟疾病的風險。**

它們可能會增加總膽固醇、LDL-C 和三酸甘油酯、增加血糖，並降低 HDL-C；促進胰島素阻抗，而提高 2 型糖尿病的風險。某些利尿劑，會引發腎衰竭，還有低鉀、低鎂，和降低其它營養成分。這抵銷了它們降低血壓和心臟發作的正面作用。

β 受體阻斷劑，可能只略微減少心臟病發作和中風的風險，但是卻耗盡身體重要的營養物質，像是輔酶 Q10。

藥品可以是非常有用的，但它們並不總是應付高血壓的最好方式，人們往往在還沒有尋找血壓的根本原因，以及如何影響內皮功能之前，就已經被投予藥物。

找尋方法來解決這些問題之前，讓我們來看看什麼是血壓，以及它如何導致「動脈故障」或內皮損傷。

血壓是什麼？

你可能會認為，所有心血管系統內的壓力，來自於心臟跳動，就像你家水管的壓力，是由遙遠的加壓馬達所推動。

然而，事實並非如此，動脈本身就會造成壓力。不像家中的水管，血管總是動態，且充滿活力。

心臟和身體的動脈壁上，都佈有小肌肉，當動脈肌肉的某部分收縮時，它們擠壓動脈，並且縮小動脈的直徑，就像踩在軟管上面時，通道會變窄一樣。當肌肉放鬆，動脈再次打開，動脈藉由神經系統的指令，以這種運作方式推動血液。

因此，如果突然發現，自己面對一隻憤怒的老虎，你的神經系統就會命令動脈肌肉，減少血液流到胃和其他暫時不重要的器官，增加流到大型肌肉的血液，這就是人體面臨作戰與防禦的反應機制。

這些動脈肌肉，會隨著任何特定的狀況下進行縮放，這意味著動脈是不停的擴大或縮小。隨著每條肌肉的擠壓或放鬆，該區域的血壓隨之增加或減少。

這就是所謂的動脈順應性，一種動脈適應身體，所需的協同能力。

早在醫學院時，我就學了一個簡單的公式：壓力等於力量乘以阻力。對血壓而言，力量是由心臟跳動產生的能量，而阻力是穿過動脈時，血液回推的程度。

例如，當動脈肌肉放鬆，使動脈敞開，如果動脈沒有斑塊積聚或其它障礙物，那麼對血液的流動就會很少或沒有阻力，血壓會降低。但是，如果動脈肌肉收縮，動脈的面積縮小，動脈壁上有厚的斑塊或其他類型的阻抗，則血壓會上升。

■— 心臟搏動的數字含意 —●

血壓讀數，是一組兩個中間具有斜線的數字，例如：120/80，100/70，157/110 等等。兩個數字都需要關注，因為血壓並非固定，就像從廚房打開水管一樣。血壓會隨著心臟的跳動頻率，加壓或放鬆。

當心臟搏動，血壓上升，而在心搏間隔時，血壓下降。在心臟跳動時的壓力讀數，稱為收縮壓，就是比較大的數字；而在心臟放鬆時的壓力讀數，稱為舒張壓，就是較小的數字。收縮壓和舒張壓之間的差值，被稱為脈壓。

是什麼讓血壓上升？

既然血壓是因為心搏作用，和血液在動脈中的阻力而產生，那就延伸了一個問題：是什麼因素增強心搏作用，又是什麼因素增加動脈阻力？

這些因素名單，全部列出來可長得很，試舉如下：

- 咖啡因——約 60％的人，具有會減緩肝臟代謝咖啡因的基因異常，這會有血壓升高的風險。
- 維生素 C，D 和 E 過低。
- 血液中的鐵升高。
- 低血鎂。
- 血中輔酶 Q10 過低—— Q10 會刺激生產三磷酸腺苷（ATP），這是心搏作用，和維持冠狀動脈血流量的必要物質。
- 血中茄紅素過低。
- 吸菸，無論是一手菸還是二手菸，任何種類的香菸、菸斗、雪茄，都會提高血壓，並多方面損害心血管系統。
- 高壓力——壓力會造成身體製造所謂的壓力激素，增加心跳。
- 血管和心肌增生——動脈不必要的增生，可能會讓它們變厚實，使得彈性縮小、管徑變窄，從而增加血壓。
- 血液中的尿酸升高。
- 吃下過多的反式脂肪酸。
- 肥胖。

能升高血壓的，當然不只這些東西，像是許多藥物、疾病，其他因素也會。

但是，即使這個簡短的清單，仍可以讓人清楚知道，心血管系統中兩種力量的微妙平衡，有多輕易就會被打破，導致血壓的變化。

高血壓如何損害心臟？

有鑑於幾十年來的研究，我們現在知道，高血壓是由多種因素造成的複雜狀況。

換句話說，它不只是吃太鹹或壓力太大而已。

我們現在知道，**高血壓就像冠心症，開始於氧化壓力、自身免疫功能失調、發炎等**，而不是一種疾病；它是結合眾多疾病狀態，交互作用的綜合徵狀。血壓升高，和動脈、腎臟的問題有關，這會改變身體處理血糖和脂肪的方式，在結構上改變心臟的功能，造成更多問題。

高血壓也增加動脈內發炎和氧化壓力，使內皮增厚，並增加動脈的自體免疫功能失調。一旦患有高血壓，它就有助於某些有害狀態，造成雙向惡性循環，導致災難。

例如，血管內皮細胞功能失調，會干擾動脈在適當時間的收縮與舒張的能力，進而提高血壓。

血壓上升後，額外的力道作用在血管，造成內皮細胞進一步損壞，又增加血管內皮細胞功能失調，這又使血壓升得更高。

總之，升高的血壓會增加損壞內皮，使得內皮更難執行所有必要的任務，以保持心血管系統的健康和功能。

如何真正辨識血壓出問題？

高血壓被定義為收縮壓（超過 120 毫米汞柱）、舒張壓（超過 80 毫米汞柱），或兩者都有。

收縮壓和舒張壓升高，增加心臟疾病的風險，但對 55 歲之前的人，舒張壓對心臟疾病是較好的預測指標，而 55 歲以後，則是以收縮壓更能預測心臟疾病。

不幸的是，檢測動脈內的血壓或血流，不僅僅是捲起袖子、套好壓脈帶，用聽診器聽聲音這麼簡單的事情。

在醫生的診療室檢測單一的血壓讀數，可能會產生誤導，因為可能會有「白袍高血壓」，或是錯過悄悄發生在夜間有潛在危險變化的血壓。

血壓數字以外的問題，包括以下：

- 脈壓幅度增加——脈壓是兩個血壓數字之間的差異，通常約為 40。數字過高的脈壓，是動脈僵硬的跡象。

- 白袍高血壓——到醫生的診療室量血壓就變高，但是在家中血壓就正常的現象。以前認為是由於神經緊張，認為是無害，但最近的研究表示，白袍高血壓或壓力性高血壓，還是可能會增加冠心症和中風的風險。

- 隱藏型高血壓——和白袍高血壓相反。在醫生的診療室正常，但在家裡或用二十四小時的血壓監測檢查時卻偏高。這也會提高冠心症的風險。

- 夜間血壓下降現象——夜間血壓會比白天血壓降低 10% 左右的人，其心臟疾病和中風的風險較低，而那些晚上血壓沒降的人，會有比較高的風險。有一些患者降的太多，也會增加冠心症和中風的風險。其他在晚上是反向增加的人，也會增加患病風險。

- 血壓起伏過大——一天之內血壓波動極端值過大，會增加心臟病發作和中風的風險。

- 早上血壓激增——血壓通常在清晨甚至在下床之前增加，因為身體正準備應付新的一天。這是晝夜規律的一部分，早晨血壓安全的增幅，應小於 5%。超過 20% 就有風險。

- 運動後高血壓反應——運動通常會增加收縮壓，但數量大部分不超過 180 毫米汞柱。（舒張壓在運動時通常下降或維持相同）收縮壓爬太高，或舒張壓增加，都代表內皮細胞功能失調、動脈失去彈性，有高血壓的傾向。這也可能代表，心血管調節功能變差了。

  這些現象可以由心臟負荷檢測，伴隨二十四小時的動態血壓監測（如果患者在這段期間內運動的話）。安全結果是，收縮壓小於 180 毫米汞柱，還有舒張壓沒有變化，或只有約 10% 的下降值。

- 壓力性高血壓。

- 由於飲食、減肥、運動、營養和藥物，導致的血壓改變。

在醫生診療室測量的單一血壓讀數，會錯過大量的重要線索，這就是為什麼高血壓的高危人群，應該進行一個二十四小時的動態血壓監測。

這個過程很簡單：在醫生診療室時，將一個血壓計連接到手臂，還有一個小顯示器掛在腰帶上，兩個由導線連接。測試者就睡在那裡的設備上，可以在二十四小時結束後，自己解開血壓計，將它和監視器交還給醫生，監視器儲存的訊息，就會輸入計算機。

還有其他測試，可以檢測另外的問題，比如動脈血液脈衝改變的模式、心臟腔室的增大（左心室）、動脈硬度的增加，和冠狀動脈的鈣化等狀況。（這些測試的簡要說明，詳見附錄七）

用自然方式緩解壓力

一旦接受適當的血壓測試，就可以採取任何措施改善問題。

如果問題很嚴重，可能需要馬上開始服藥。如果並不嚴重，可以嘗試自然的方法，像是飲食調整和運動計畫。

我將在後面章節，談到如下所述的草藥和營養品：

- 可可和黑巧克力——研究顯示，可可粉和黑巧克力可以降低血壓，幫助冠狀動脈的功能，有助心臟健康。

- 輔酶 Q10（CoQ10）——身體製造協助許多反應的天然物質。它可以降低血壓，避免 LDL 氧化，作為抗氧化劑。輔酶 Q10 含量，通常約三十歲開始下降，大部分的人處於中或低水平。

- 類黃酮食物（Flavonoids）——這是一個相當大的族群，存在蔬菜、水果、茶葉、咖啡、酒，和果汁當中，具有抗氧化和其他健康保護作用。除了其他功用，還能夠降血壓。類黃酮化合物，最有名的是白藜蘆醇。

- 大蒜（Garlic）——可降低血壓，同時消除發炎和氧化。

- 綠茶（Green Tea）——在中國歷時數年的一項研究中證實，透過實驗追蹤 1500 多人，這種天然的美味食材，具有降低血壓的能力。那些每天喝綠茶或烏龍茶 0.5 至 2.5 杯，有 46％的人，罹患高血壓底機率下降，而每天喝超過 2.5 杯，則有 65％的人降低罹患率。

- 山楂（Hawthorn）——一種用於治療各種心臟和心血管疾病的草藥，山楂已被證明能降低血壓、防治發炎和氧化，減少冠心症的風險。

- 葉黃素（Lutein）——類胡蘿蔔素家族的一員，和維生素 A 和 β-胡蘿蔔素相關，葉黃素可降低血壓，對抗 LDL 的氧化。它存在於蛋黃、深綠色萵菜類蔬菜、番茄，胡蘿蔔，玉米，和其它含有紅色，橙色，或黃色的蔬菜水果中。它無法由身體製造。

- 茄紅素（Lycopene）——使西瓜變紅的元素，存在番茄和其它水果和蔬菜當中，是類胡蘿蔔素家族的一個成員。除了降低血壓，茄紅素也是一種抗氧化劑，改善血管內皮功能障礙。

- 褪黑激素（Melatonin）——在大腦中產生的荷爾蒙，褪黑激素可以降低血壓、氧化壓力和發炎，並改善血管內皮細胞功能失調。除了由身體所製造，褪黑激素也存在蔬菜、水果、穀物和草藥中。

- Omega-3 脂肪酸——研究顯示，這些脂肪酸可以降低血壓。

- 鉀（Potassium）——有助於抵消對鹽分敏感者的高血壓。

- 白藜蘆醇（Resveratrol）——在葡萄、紫葡萄汁、紅葡萄酒、花生，和一些漿果發現，可以降低血壓，對抗內皮細胞功能失調，並抑制血栓。

- 芝麻素（Sesamin）——在芝麻中所發現，芝麻素可以幫助降低血壓。2006 年藥用食物期刊的論文研究，有關 40 名患有輕度高血壓跟糖尿病的成年人，[1] 在 45 天的期間內，以芝麻油取代原本用油提供參與者，然後下一個 45 天，他們改用棕櫚油或其他油類。當他們採用芝麻油烹飪時，血壓和血糖下降。

- 維生素 C ——新鮮水果和蔬菜中的抗氧化劑，這種維生素可降低血壓，改善血管內皮細胞功能失調，和血管收縮能力。

- 維生素 D ——雖然以強健筋骨聞名，這種維生素也有助於調節血壓。

- 海帶（Wakame Seaweed）——一種薄而深綠色的海藻，用於製造味噌湯和沙拉，海帶在人類和動物研究中，已顯示可降血壓。

- 乳清蛋白（Whey Protein）——牛奶凝結過濾後的液體，乳清蛋白含有穀胱甘肽前體，它也可以降血壓。

建議

如果檢查顯示，患有高血壓、血壓或流量的任何問題，建議立即展開行動。定期檢查血壓和流量，監控各項指標的進展，和相應的調整方案（也可能是藥物）。

◆ 日常養生

1、心臟健康的飲食

整合心血管疾病防治飲食計畫，是「得舒」（DASH II）飲食的修正版，得舒飲食，是一種已被證實有助於控制血壓的飲食法。

使用這種飲食法，會攝取到有用的營養物質，如鎂、鉀、維生素 B$_6$、維生素 C、維生素 D、纖維和 Omega-3 脂肪酸。同時也能不再攝取到導致高血壓的反式脂肪酸。（完整討論詳見第九章）

2、定期運動

眾多研究顯示指出，規律運動有助於控制高血壓。運動的其中一個好處，是能使體重減輕，減重本身就可以降低血壓。（運動對心臟疾病的預防，包括 ABCT 運動計畫的完整討論，請見第十章）

3、使用營養補充劑

前面列出了幾個關鍵的補充品，其實還有更多。一次開始五或十個補充品會太過頭，所以開始時只用一些就好，定期檢查血壓，並根據需要調整。

可以從以下這三種，作一個簡單的起步：

· 可可——黑巧克力 30 克，每天一次。

· CoQ10 —— 100 毫克，每天兩次。

· 維生素 C —— 500 毫克，每天兩次。

4、減少鈉的攝取量：每日最高不超過 1500 毫克

雖然不是每個人都有鈉敏感，但是每天鈉的攝入量，限制在一天 1500 毫克還是個好主意。

每次飲食之前，養成閱讀營養成分表的習慣。謹防速食，因為它們往往有比你所能想像更多的鈉。例如麥當勞的漢堡，有520毫克的鈉，雙層大起司堡則有1380這麼多！[2]

著眼於大局

　　本書開篇，我先評判人們以為「消除五大風險因素（其中之一是高血壓），就可以減除冠心症風險」的神話。

　　我認為對於只專注於五大風險因素，可能誤導心臟疾病的風險，而這件事是正確的。但是，這並不意味著，就此可以忽略高血壓或血液流動的危險。

　　血壓問題，比起在醫生的診療室簡單測量，更為複雜得多。血壓需要二十四小時監測，以確定血壓跟其他檢查的隱藏問題，包括那些動脈內皮細胞的檢查，才能確定冠心症風險，和所需要處理的類型。

　　重點是，**高血壓和血液流動，既是內皮細胞功能失調的原因，也是結果。**應該整體檢視處理，而不是用單一血壓的問題來對待。

第 **7** 章

別讓糖與胰島素
害了心臟

　　人體不能沒有燃料（就是葡萄糖），而且這種糖，必須隨時可以取得。

　　人體有個複雜系統，會指示細胞打開生物閘道，將糖從食物轉化成另一種型式，然後儲存在細胞內，和血液之間互相切換，這過程中有很多的輔助物質，協助確保這個系統能正常工作。

只要開始吃東西，就有可能出毛病。

因為來自食品（蔗糖）的過量糖份，和 HDL-C
有反比關係，和三酸甘油酯則是正比關係；也
就是說，當糖份攝取量上升時，HDL 會下降，
而三酸甘油酯升高。

人體不能沒有燃料（就是葡萄糖），而且這種糖，必須隨時可以取得，為了確保細胞總是可以輕鬆地補充燃料，身體會保持血中隨時有充足的糖。

如果你一天到晚都在吃，補充到身體剛好需要的糖份，這不會造成問題。

但是我們的飲食習慣，並非這樣，人類通常一天只吃三頓，中間偶爾喝個飲料和點心，這表示剛吃飽時，人體有足夠的血糖，但是在餐與餐之間的休息時間，血糖會降低，尤其是晚餐後到第二天的早餐這段期間。

為了確保體內總是有足夠能量，身體會仔細調節血糖的濃度，將用餐時多餘的能量，儲存在特定的細胞。

可惜的是，這並不是將這一餐 X％的糖份，分給血液，Y％的糖份，分給儲存細胞這麼簡單。

這可不能像是剛買回來的菜，先拿 10％今天吃，其它的放冰箱這樣做。

相反的，人體有個複雜系統，會指示細胞打開生物閘道，將糖從食物轉化成另一種型式，然後儲存在細胞內，和血液之間互相切換，這過程中有很多的輔助物質，協助確保這個系統能正常工作。

但是系統的複雜性高，也伴隨著錯誤和故障的可能性較大，**美國有數以千萬計的人罹患血糖問題，而且通常是糖尿病**，這正是醫生在考量冠心症，同時會關注的焦點。

但是，我們需要跳脫單一病種的考量，開始考慮血糖，可能引起或造成所有和心臟相關的問題，包括造成動脈壁內的毒釀，增加血脂，引起胰島素阻抗等，可能引發的嚴重事件，足以列出一條長長的清單。

血糖過高和冠心症有關係？

你可能認為，糖沒有危險性，畢竟，它只是等待使用中的燃料。

然而，就像汽油一樣，我們會確保它是否安全存放，用正確方式注入油箱，而且在內燃機中的燃燒程序也都很精確。我們可不只是打開蓋子，倒幾加侖汽油到發動機裡就好！

只要你開始吃東西，就有可能出毛病。

因為來自食品（蔗糖）的過量糖份，和 HDL-C 有反比關係，和三酸甘油酯則是正比關係；也就是說，當糖份攝取量上升時，HDL 會下降，而三酸甘油酯升高。

如果身體無法將血糖儲存到細胞上，將會是個大毛病。

這不是一個自動程序，按一下動脈底部的按鈕，多餘的血糖就會自動跑到細胞進行儲存。相反的，它是由胰島素調控，負責將多餘的糖，送至細胞的精密調節程序，進行儲存。

有些人胰島素不足，或者根本沒有，所以無法阻止血糖上升到危險水平。

我們稱這種為第 1 型糖尿病，這種型的患者，可以注射胰島素來代替身體不能製造的數量。

對於另外許多人來說，問題不在於缺乏胰島素，而是他們的胰島素不能做好分內工作。

這種狀況被稱為胰島素阻抗，這意味著，細胞會抵抗胰島素的作用，阻抗糖存到細胞。這時，身體會試圖分泌越來越多的胰島素，克服這個問題。胰島素的這番努力，最終往往會成功地將多餘的糖存入細胞內。不幸的是，這個「轉糖之戰」，往往會在動脈上留下痕跡，就像兩個軍隊戰鬥完畢後，留下損壞的戰場。

動脈中的多餘的糖和轉糖之戰，會促進發炎、氧化壓力、血管的自體免疫功能失調、內皮細胞功能失調，還有其他問題。

這代表高血糖，也是冠心症的危險因素之一。

◆ **關鍵點**

動脈不用等到糖尿病全面爆發，才會有問題。

損傷開始得比這個早多了，早在胰島素阻抗和糖尿病前期，就會出毛病。等到被診斷為糖尿病，然後想要用單純的降血糖藥物治療，為時已晚。

如何知道血糖沒有問題？

理想情況下，只要一個簡單的一次性驗血，就可以得到一個明確的答案。

不幸的是，這不只是在醫生診療室時，量到的血糖好或壞這麼簡單，因為有幾個因素考慮，包括進食時、空腹時的血糖水平，還有胰島素的效能，這就是為什麼，血糖檢查在進食前後都要做。

- 進食前——空腹血糖，可令醫生確定身體如何在沒有食物糖份來源時，處理來自細胞所釋放的糖份，如果空腹血糖高於 80mg/dL，應視為異常。

- 進食後——這是一個兩小時的葡萄糖耐受性檢查，檢查時，喝下含有特定量的含糖飲料，然後在設定時間內追踪血糖變化，超過 110mg/dL，就要列入觀察。

可惜的是，血糖報告很容易用來自我催眠。

例如說，大多數實驗室的指數中，空腹血糖即使高到 99mg/dL 都視為正常，所以如果報告結果是 100，只超過一點，大概不用擔心太多。

不過呢，空腹血糖從 80mg/dL 起算，每增加 1mg/dL 就會增加 1％的冠心症風險，因此，空腹血糖從 80 上升至 100，就代表冠心症的風險增加了 20％！

除了血糖檢查以外，應該還要另外作胰島素檢查。**即使血糖正常，胰島素升高，仍是冠心症的一個預測指標。**

如果有胰島素阻抗，身體會試圖保持血糖正常，胰島素反而會急劇上升。

不幸的是，胰島素阻抗會改變心臟、肌肉、脂肪、腎臟，和其他器官的行為，引發血壓升高、增加鈉和水的滯留、心肌功能失調、發炎、血脂異常、冠心症，還有其他更多的疾病。

最後，檢查糖化血色素 A1c（HbA1c）有其必要性，這是要檢驗紅血球中的攜氧血紅素，吸附了多少血糖。檢查結果，反映空腹和餐後的血糖水準。一般需時約三個月，檢視身體控制血糖的能力，理想的情況之下，結果應該小於 5.5％。

代謝症候群兩三事

胰島素阻抗，第 2 型糖尿病的特徵，數百萬美國人有此病症。

這並非單一問題觸發單一疾病的狀況，相反的，它是俗稱代謝症候群的眾多原因中的關鍵因子（以前稱為 X 症候群）。

代謝症候群有一組危險因子，包括胰島素阻抗、腹部肥胖中廣身材（蘋果體型），和久坐的生活方式，這些都會急遽增加 2 型糖尿病、中風，和冠心症的風險。

要診斷是否為代謝症候群，至少要有以下五個指標中的三個：

1、腹部肥胖——腹部儲存過多的脂肪，尤其是相對於臀部或其它部位。

2、高血脂（三酸甘油酯）。

3、低 HDL 膽固醇。

4、高血壓。

5、高空腹血糖。

如果已經有胰島素阻抗或糖尿病，詢問醫生看看有沒有代謝症候群的可能。如果有，趕快進行治療。如果沒有的話，盡所能地抵禦它。

什麼東西會增加血糖？

增加血糖的因素很多，其中包括：

- 攝入過多精製碳水化合物——除了增加血糖，吃下太多精製碳水化合物，會增加發炎、氧化壓力、糖尿病，和心臟病發作的風險。

- 高果糖玉米糖漿（HFCS）（即使微量攝取）——無處不在的甜味劑，會增加血糖和血脂，誘發發炎和氧化壓力，增加糖尿病、肥胖和心臟疾病的風險。

- 維生素 D 過低——缺乏這種維生素會導致血糖增加，伴隨著胰島素阻抗、糖尿病和肥胖的風險。

- 鉻等微量元素和電解質過低——缺乏這些微量元素，會減弱胰島素的分泌，導致血糖升高。缺乏鉀、鎂、生物素，與其他 B 群維生素等，也會造成葡萄糖增加。

- 血清游離脂肪酸升高——這些微小自由浮動的脂肪顆粒，在有胰島素阻抗、高血糖，和患有糖尿病的人體內，數字都特別高。

- 其他藥劑——某些藥物，包括某些利尿劑，和用於治療高血壓和心臟問題的 β-阻斷劑，會促進胰島素阻抗，並升高 2 型糖尿病的風險。

- 肥胖——顯著肥胖，會引發胰島素阻抗，這回頭過來又導致血糖的問題。

- 胰島素阻抗——這種疾病狀態，會升高血糖，並增加 2 型糖尿病的風險。它還藉由誘發發炎和增加血脂，促發內皮細胞功能失調。

- 低量的骨骼肌群（淨體重）——這會阻礙胰島素的運作，從而增加胰島素阻抗。

- 男性低睪固酮——這將導致骨骼肌（淨體重）減少，體脂肪增加，和胰島素阻抗。

- 缺乏運動和久坐。

用自然方式降低血糖和處理相關問題

檢查身體控制血糖和胰島素的能力，是非常重要的一件事，如果達不到理想狀況，就要採取行動加以改善。

如果具有高血糖或糖尿病，可能會想僅依靠胰島素的處方治療。

據我所知，有人就是喜歡吃含糖和脂肪食物，再依靠吃更多的胰島素進行改善，即使知道那不是好東西。

不幸的是，這種方法不會抵消動脈損壞。

雖然藥物有用，但是每種藥物都有其副作用。

這就是為什麼，除非達到了一個臨界點，自然的方法，往往才是最好的開始，比如以下的食物和營養補充品，可用於治療高血糖和胰島素阻抗：

- 鉻（Chromium）——檢查這種礦物質，有助身體分泌胰島素。

- 綠茶（EGCG 萃取物）——綠茶中的兒茶素可降低血糖，也能改善血管內皮細胞功能失調。

- 碧蘿芷（Pycnogenol）——從法國沿海松樹皮中製造，可降血糖，也有助於改善內皮損傷。

- 芝麻素（Sesamin）—— 2006 年藥用食物期刊的論文研究，有關 40 名患有輕度高血壓跟糖尿病的成年人，在 45 天的期間內，參與者在他們烹飪食物中使用芝麻油和其他油。研究人員發現，當他們用芝麻油烹飪時，血壓和血糖都下降。

- 可溶性纖維（Soluble Fiber）——存在全穀類、根莖類蔬菜、豆類等食物中，可溶性纖維可降低血糖和胰島素。

- 右旋辛酸（R-Lipoic Acid）——這是天然的 α-硫辛酸，存在人體還有一些食物內的型態。右旋辛酸，可作為改善胰島素敏感性，並降低血糖的補充品。

- 肉桂（Cinnamon）——可降低糖尿病患者的血糖。

- 生物素（Biotin）和維生素 B ——生物素是維生素 B 群中的一員，在酵母菌、全麥麵包、雞蛋等食物中，生物素和維生素 B 協同作用，藉以調節血糖。

- 葫蘆巴（Fenugreek）——中醫和阿育吠陀醫學記載使用的一種草本植物，也會加在咖哩中，葫蘆巴含有天然纖維——半乳糖甘露聚醣，似乎會干擾糖的吸收。

- 苦瓜（Bitter Melon）——一種熱帶蔬菜，苦瓜有助身體將血糖移進細胞內儲存。

- 鉀及鎂（Potassium and Magnesium）——鉀有助於將血糖轉換成肝醣，肝醣就是肌肉可以利用的形式。鎂則是參與體內超過三百種的反應，有助於控制血糖和血壓。低鎂常常發生在 2 型糖尿病的病人身上，這可能使胰島素阻抗更惡化。

  從食物中攝取鉀及鎂，這些微量礦物質會和營養素組成最佳比例。鉀的良好來源，包括無花果乾、酪梨、木瓜、紅棗和香蕉。鎂的良好來源，包括酪梨、豆腐、杏仁、榛果和菠菜。

建議

如果已經患有糖尿病或代謝症候群，應該在醫生的指導下，進行嚴格的低精製碳水化合物飲食，採取適當運動，減去體脂肪，並有可能需要服用藥物。

此外，從現在開始日常養生計畫，幫助重新獲得自己身體的控制權。

等到血糖和胰島素恢復正常，就可以開始正常生活！

◆日常養生處方

1、心臟健康的飲食

建議採用整合心血管疾病防治飲食計畫，要求病患戒掉那些使血糖升高的食品，例如速食、精製碳水化合物，和高果糖玉米糖漿等。這項計畫還有助於維持健康體重，克服胰島素阻抗。（飲食的完整討論，詳見第九章）

2、定期運動

運動可以降低血糖，因為它會燃燒肌肉儲存的糖份，並迫使肌肉從血液中轉換更多的血糖。

當你運動之後，肝臟會從血液轉換更多的血糖，使其可為肌肉準備好下一次的使用。ABCT 運動計畫，可以燃燒體內的糖份，並有助擺脫多餘體重，打擊胰島素阻抗，並有助於扭轉代謝症候群。（完整討論詳見第十一章）

3、鉻：每天 200 至 800mg

一項針對糖尿病患者的研究顯示，補充這種礦物質可以減少空腹的血糖水平、餐後血糖水平、空腹胰島素水平。

2004 年的研究總結：「越來越多的證據指出，補充鉻，特別是高劑量和吡啶甲酸鉻（有機鉻）形式，可以改善患者的胰島素敏感性、葡萄糖不耐症，以及 1 型、2 型、妊娠和類固醇性糖尿病患者的糖代謝問題。」[2]

4、EGCG 提取物：每天兩次 500 毫克

兒茶素（EGCG）是在綠茶中所發現，能增進健康的兒茶素類中的一種營養素。

人體和動物試驗中顯示，EGCG 能降低血糖，提高身體妥善處理血糖的能力。一項 17,413 名中年人的研究實驗，綠茶被發現可以減少 2 型糖尿病的風險[3]。

每天喝六杯或更多綠茶的人，比起那些每週一杯的人，罹患糖尿病的風險少了 33％。在實驗室條件下測試 EGCG 的特定性，兒茶素可減緩 DNA 裂解，還有因為高血糖所引發的各種形式的細胞損傷。[4]

5、生物素（Biotin）：每天 10 到 15 毫克

從動物實驗中很早便知道，生物素在血糖的利用上有著關鍵作用。人體研究顯示，2 型糖尿病患者的生物素比健康人低。

這種維生素還有助於控制糖尿病患者的血脂，在動物實驗中，可刺激釋放胰島素。

就是現在，從細節開始重整健康

在糖尿病確診之前，很可能已經有內皮損傷。

如果就只是單純服用藥物，使血糖降到可接受的範圍，那麼可能會繼續使內皮受傷。

不受控制的血糖和胰島素，此時已經開始侵蝕心血管的健康，等到它們羽翼豐滿時，就會與其他因素結合，造成更多的健康威脅。

趕快做檢查，展開正常飲食和運動計畫，盡一切努力，讓血糖和動脈保持正常吧！

第 **8** 章

其他心臟的
危險因子

　　很多個別項目在體內往往只是小變數，它們本身，還有
在體內的微小變化是無害的。只是當它們與身體獨特的生
化特性、飲食習慣，和生活方式結合起來，才可能變成大
麻煩。

　　如果任其惡化成長，它們勢必導致動脈發炎、氧化、
自體免疫失調等問題，然後此時，面對的是動脈壁內的毒
釀，改變血壓和血流等嚴重問題。

> 人們常問：「哪個變數最重要？」
>
> 我告訴他們，這取決於每個人的遺傳因子、生化特性和生活方式。
>
> 對於一些人來說，憤怒、憂鬱等心理項目正是關鍵。
>
> 簡單地說，只要影響到了心臟，任何變數都是最重要的。

　　前面的章節中，我們看到各種通往心臟病快車道的途徑，這些因素如何促發心血管疾病，還有可以做些什麼，防止或逆轉損害。本章節，將簡要地檢視破壞動脈的其他項目、狀態和疾病。

　　有數以百計的物質、狀態、條件和疾病，都可能損害血管內皮細胞，包括發炎、氧化和膽固醇失調，以及血脂、血壓、血糖。有時，這種關聯性是顯而易見的，但是其他時候並不明顯。比如說，**肥胖造成很多不良狀態，其中顯然會觸發隱藏性的發炎。**

　　重點是要記住，很多個別項目在體內往往只是小變數，它們本身，還有在體內的微小變化是無害的。

　　只是當它們與身體獨特的生化特性、飲食習慣，和生活方式結合起來，才可能變成大麻煩。

　　如果任其惡化成長，它們勢必導致動脈發炎、氧化、自體免疫失調等問題，然後此時，面對的是動脈壁內的毒釀，改變血壓和血流等嚴重問題。

　　繼續談下去之前，我想花幾分鐘談談血管自體免疫，或是動脈免疫系統運作的問題。

　　免疫系統，是人體的內置防衛系統，當細菌、病毒、癌細胞等危險物質，侵入或在身體內出現，當免疫系統偵測到危險，就會製造抗體，如 T 細胞等，攻擊不屬於健康身體的物質。

如果自體免疫有問題，那麼原本有幫助的免疫系統，將開始混亂。

例如，免疫系統可偵測到修飾的 LDL、氧化的 HDL、重金屬，或牙周病細菌的存在，正確地識別它們為潛在危險，然後製造抗體、細胞因子、發炎物質，和氧化分子來摧毀它們。

這是好的，但過程並不完美。有時候，當我們的防衛系統鎖死一個危險物質，並拒絕解除時，系統會製造出「抗原-抗體複合物」。

雖然使得該異物無法作用，但這種糾纏狀態還是需要解決。此時身體為了擺脫這團東西，可能會將之沉積在動脈血管中，但這麼做可能會導致發炎、氧化壓力和動脈損傷，無意中損害了血管系統。

幾乎所有會導致發炎和氧化壓力的危險因素，也會導致血管的自體免疫功能失調。

這意味著，如果動脈有發炎或氧化壓力反應，很可能有血管自體免疫功能失調的問題。同樣的，可以減輕發炎和氧化壓力的行為，也有助於改正錯的免疫系統。

現在，讓我們來看看，其他幾十個可以導致冠心症的變數。

遺傳變異

某些遺傳性徵，會增加冠心症的風險。也許沒有什麼能改變這點，但多瞭解一些可能增加危險的遺傳變異，可能會有所幫助。

然後，盡一切可能，抵消它們所構成的風險。這些遺傳變異，包括如下：

· 早發性心血管疾病的家族史——

如果你的父親六十歲前有心臟病發作過，或母親五十五歲前有發作過，你就處於高風險狀態。

· 雄性禿——

雄性禿和冠心症之間有一個有趣關聯，但我們還不明白為什麼，目前看起來沒有引發的機制。

· 耳垂對角線皺紋和多毛耳垂——

這是另一個有趣的關聯，但不知道其中因果，是個未知的機制。

· 身高矮小——

男性身高小於約 5 英尺 5 英寸（約 165），和女性小於 5 英尺高（約 153），冠心症的風險增加約 50%。

· 身高太高——

男性超過 6 英尺高（約 183），女性超過 5 英尺 8 英寸（約 173），有增加冠心症的風險狀況。

· 單核苷酸多型性（SNP）——

這類遺傳變異體數量，超過七百多種，已確定會增加冠心症的風險。

它們可以藉由多種方式，包括干擾膽固醇和 HDL 的代謝，損害心臟健康。（更多關於 SNP，詳見第一章）

營養及相關變數

前面章節中曾討論營養，在第九章將討論得更多。

這裡做一份列表，除了幫助記住這些營養變數，也讓我們知道有多少變數參與其中：

· 咖啡因（Caffeine Use）——

　　大約 60％的人口，會因為攝取任何型式的咖啡因，使自己身處動脈粥狀硬化，和心臟病發作的風險中。這是因為有一個異常基因，會減緩肝臟代謝咖啡因，導致增加冠心症、心臟病發作，和高血壓的風險。

· 蔬菜水果的攝取量不足——

　　每日最佳攝取量是蔬菜六份和水果四份。低於這個量，可能會使血中的抗氧化劑不足。

· Omega-3 脂肪酸攝取不足——

　　Omega-3 脂肪酸存在於含量豐富的冷水魚，也可藉由其他營養補充劑攝取，有助於減少發炎、動脈粥狀硬化和 LDL 顆粒，增加 HDL 和 HDL-2B 顆粒，保持心臟跳動規律，減緩毒斑的發展。有鑑於這些特性，Omega-3 脂肪酸有減少冠心症的風險。

· 多元不飽和脂肪酸，和單元不飽和脂肪酸的攝取不足——

　　這些是可以促進心臟和身體健康的脂肪。

· 反式脂肪（Trans-FattyAcids）的攝取量增加——

　　反式脂肪是異常的脂肪酸分子結構，在自然界中很少發現，幾乎完全都是加工的，將原本脂肪酸彎曲的結構故意拉直，改變其烹調、加工或保存的特性。這對食品製造商很方便，卻對人體是有害的。

· Omega-6 脂肪酸的攝取量增加——

　　存在於玉米油、葵花籽油、紅花油、南瓜子，和烘焙食品，以及其它食品中的 A 型的脂肪酸。

　　Omega-6 脂肪酸，是體內執行必要任務的天然物質，像是作為前列腺素的前體。不幸的是，攝取太大量時也會對人體有害，如典型的美國飲食，它和發炎、關節炎、肥胖、乳腺癌，和其他疾病有關。

· 血中維生素 C 過低——

維生素 C 是有助於回收其他抗氧化劑的一種抗氧化劑，可以降低血壓，保護血管，降低動脈硬化等等功用。

· 血中維生素 E 過低——

抗氧化力降低，無法保護細胞膜，導致氧化壓力和高血壓，攝取 γ/δ 生育酚形式的維生素 E，有助於防止這些問題。

· 血中維生素 K 過低——

維生素 K 以多種形式存在，可以作為一種酵素的輔助因子，協助酵素製造降低動脈毒斑形成，避免鈣化的蛋白質，甚至可以逆轉冠狀動脈毒斑的形成和鈣化。其中以 K_1 和 K_2 最為重要，特別是被稱為維生素 K_2MK7 的形式。

· 血鉻（Chromium）過低——

有助於改善胰島素阻抗，和葡萄糖濃度。

· 血銅（Copper）過低——

細胞運作需要少量的銅，銅也可以減少氧化壓力。不過，過多的銅可能是危險的，尤其對男性而言。

· 血鎂（Magnesium）過低——

鎂能降血壓，改善胰島素阻抗和葡萄糖濃度，降低心律不整，改善血管內皮細胞功能失調，並減少發炎和氧化壓力，降低冠心症的風險。

· 血中茄紅素（Lycopene）過低——

一種有效的抗氧化劑，可以抗炎、降血壓，同時減少冠心症。

· 血中 Q10 過低——

一種強力抗氧化劑，可以減少氧化壓力、發炎、高血壓、胰島素阻抗，和降低血糖和 LDL 的氧化。它也提高細胞 ATP 產量、心搏作用，還有冠狀動脈血流狀況。

總而言之，它能減少冠心症和心臟病發作的風險，並且改善鬱血性心臟衰竭。輔酶Q10存在於肉中，一些油脂、魚、堅果、豆類、雞、蛋、蔬菜都有，但只有少量，因此需要額外補充。

· 鐵（Iron）和鐵蛋白（Ferritin）過高——

男性的鐵升高，會加劇氧化壓力和發炎，導致內皮細胞功能失調，提高心臟病發作的風險。這些物質的含量，大部分都可藉由血液檢查得知，也會因前一天的飲食而有所變化。

此外，血液中的營養素，並不一定準確反映出它們進入細胞的量，所以對某些人而言，檢查數據正常，可能不足以代表健康沒問題。因此，標準血液測試，似乎無法提供最準確的營養狀態。科學和醫學上更準確有用的方法，是確認細胞是否能吸收到它們需要的營養素。

我都採用微量營養素檢查[1]，測量28種微量營養素，包括維生素A、C、D、E、K，所有的維生素B群（B_1、B_2、B_3、B_6、B_{12}、葉酸、泛酸、生物素等）、膽鹼、肉鹼、肌醇、油酸、鈣、鋅、銅、鎂、鉻、穀胱甘肽、半胱胺酸、輔酶Q10、硒、硫辛酸、葡萄糖和果糖的敏感性，還有胺基酸（例如天冬醯胺、麩醯胺酸和絲胺酸）和總抗氧化防禦。

這種細胞內營養物質的功能檢查，是確認缺乏哪種營養素，以及如何恢復到最佳水平的有效方法。

生活方式和文化差異

冠心症的風險，和現代人的生活方式息息相關，其中大部分都能藉由自我控制獲得改善。這些生活方式，包括以下：

· 體力活動／缺乏運動——

缺乏運動將導致肥胖、高血壓、高膽固醇、葡萄糖、發炎和氧化壓力，大大升高冠心症的風險。

· 男性淨體重和肌力下降 [2] ——

· 吸菸——

無論是一手菸、二手菸，或是任何種類的香菸、菸斗、雪茄，都會增加血栓，引發高血壓，製造自由基，和其他對心血管系統數不清的損害。

· 酒精的攝入量過多——

過量酒精，會增加血壓、脂肪、卡路里，造成肥胖、發炎，增加冠心症和中風的風險。男性每天超過兩杯（20克），女性超過一杯（10克）就算過高。

· 長期缺乏睡眠——

每晚睡少於六小時，會增加冠心症和相關問題的風險。每晚八小時，似乎是理想長度。睡十小時則太多，也會增加中風的風險。[3]

· 睡眠呼吸中止症——

在睡眠中呼吸暫停，或呼吸速率變得異常低的疾病。睡眠呼吸中止症，會增加肥胖、糖尿病、高血壓、冠心症、心律不整，和中風的風險。

心理的變數

人類的心靈和身體不是分開的個體，而是一種整體的存在概念，兩者總是互為表裡，相互影響。以下列出不健康的心理狀態，可能造成身體的病症，包括冠狀動脈，和心臟相關問題：

· 高壓力

壓力會導致焦慮、憂鬱、失眠、情緒和生理變化（如心跳加快和高血壓），還有體內荷爾蒙的變化（如皮質醇和腎上腺素升高）。

- 慢性焦慮

- 慢性憂鬱症

- 敵意

- A 型性格（攻擊性副型）——

這是一種具有高度急躁、好鬥、緊張、控制慾，且難以放鬆的行為模式。它會提升荷爾蒙，如皮質醇和腎上腺素，以及細胞因子和發炎標記，破壞心臟和冠狀動脈。

其他與心臟的相關問題

有些時候，某些問題與心臟本身有關，預警心臟疾病的風險上升，而非冠狀動脈的問題。

這些問題，包括如下：

- 心電圖（EKG）ST 段非特異性的變化——

當電流通過心臟時，這些改變的動作表現，可以呈現在心電圖上，形成特定的波形。其中一段稱為 ST 段，發生在心跳末端。有時早在症狀或危機前的例行心電圖體檢，就可以發現 ST 段一些可能潛在的有害改變。

- 主動脈鈣化——

主動脈也會有鈣、膽固醇，和其他物質的沉積，主動脈負責從心臟攜帶含氧的新鮮血液到身體。這會是動脈粥狀硬化的一種癥兆。

- 慢性心跳加快（心搏過速）——

心臟速率每分鐘大於 100 次，表示心臟有問題，心臟病發作的風險也會較高。

- 跑步機測試後之心跳恢復過慢——

心臟速率，在跑步機測試過程中會加快，測試完後，一到兩分鐘內應該會恢復正常。心臟的復甦速度，比這時間更長，代表有潛在的麻煩。

· 過度心率變異──

　　心臟率快慢交替頻率過高，會增加冠心症和猝死的風險。

· 左心室肥大──

　　就是指左心室的肌肉增厚，左心室負責運送血液流出心臟，通往整個身體。左心室肥大，可能會導致心血輸出量差（小於一次正常心搏的血量）、心臟衰竭、心臟動脈硬化、心肌血液供應降低，還有心臟的電位活動異常。

· 舒張性心臟功能障礙──

　　心臟肌肉僵硬，導致心肌彈性損失，可能造成冠心症和心臟衰竭。

· 動脈和心肌的擴張／增生──

　　動脈不需要的增生，可能使它們變得厚實、缺乏彈性、縮小，從而增加高血壓和動脈疾病。

　　如果是發生在心臟，心臟會變得僵硬、缺乏彈性，而且肥大。心臟收縮能力最終會減少，導致心臟衰竭。

與其他疾病的相關性

　　許多看似不相關的疾病和狀態，會以不同的方式，造成冠心症。

　　包含下列事項：

· 年齡──

　　一個人的心血管系統，會隨著年齡而老化。因此，對於五十五歲以上的男性，與六十歲以上的女性來說，年齡須列為心臟疾病的危險因素之一。

- 生理男性——

　　男性心臟疾病風險，往往比女性還高，一直到女性更年期為止，到那時的男女性心臟疾病風險機率才相同。

- 中廣身材——

　　這就是腹部脂肪過度累積，如果身體質量指數（BMI）大於30，腰圍尺寸（女性大於 35 英寸，男性大於 40 英寸），還有腰臀比（女性應該為 0.8 或更小，男性則是 1.0 或更小）就算是中廣身材。

　　多餘的脂肪會增加體內發炎，還有冠狀動脈損傷的風險。

- 更年期骨質疏鬆症——

　　這是長期缺乏雌激素所造成。由於雌激素可以防止心臟疾病，長期缺乏，代表心臟一直處於高風險之中。

- 慢性咳嗽或肺部發炎疾病——

　　慢性支氣管炎或哮喘、肺氣腫、閉塞性細支氣管炎、器質化肺炎，和其他呼吸系統疾病，都會加重動脈內的發炎。

- 慢性感染——

　　單純皰疹病毒、巨細胞病毒、人類皰疹毒第四型（EB 病毒）、B 型流感嗜血桿菌，和其它可以引起慢性感染的各種有機體，都會導致發炎加重，並且形成自由基。

　　這些感染，可能只是起源於身體的某一部分，但是其衍生物的擴散，卻使得整個身體的發炎加重。

- 幽門桿菌感染——

　　感染胃和小腸的細菌，幽門桿菌可刺激胃粘膜而引發發炎。

- 男性的血清雌二醇升高——

　　缺乏雄性激素與心臟疾病有關。雌二醇（雌激素的一種形式）是由雄性激素轉化形成的。當雌激素上升，代表許多雄性激素被轉換掉，這會導致雄性激素缺乏。

· 尿蛋白質組學風險預測——

尿蛋白質分析，就是檢測多胜肽（蛋白質片段），可以檢測出特定疾病，已經確定有超過 238 種涉及到冠心症的因子。

有沒有最佳預測指標？

人們經常問我：「哪個變數最重要？」

我告訴他們，這取決於每個人的遺傳因子、生化特性和生活方式。對於一些人來說，憤怒、憂鬱等心理項目正是關鍵。

我見過很多這樣的人，膽固醇和血壓正常，也沒有超重或吸菸。

然而，他們因為胸部疼痛，或是更為嚴重的狀況，被送進急診室來。另一方面，我見過很多病人，有著溫和脾氣，還有「安全」的膽固醇和血糖，但是卻**因為忽視幾十年的牙周疾病，或是其他慢性發炎，而損壞到冠狀動脈**。

簡單地說，只要會影響心臟，任何變數都需要關切。

標準值的真正意涵

當人們能夠簡單理解，罹患冠心症風險的某些信號變化，就是朝著正確的方向，邁出了一大步。

只要採用上述所列清單，要求醫生為你檢查其中幾個項目，就可以大大提高避免心臟疾病的機率！

展開行動，這才是認識標準值後的真正意涵。

第 **9** 章

吃出
健康心臟

ICDPPD 飲食法，整合了地中海和得舒飲食（最偉大的健康飲食之一），結合大量的蔬菜水果，再加上前者的健康脂肪和後者的限制鈉。

ICDPPD 不是一個菜單，精確地告訴你每餐吃什麼，或限制一定量的食物。相對的，它提供的是一群建議，建議數種食品組成以及份量，而且可以隨你喜歡，自由混搭組合。

> 穀物對於人體系統，其實是一種衝擊。它們迫使身體要適應一個重大的基因改變，直到現在仍有許多人尚未適應完全。
>
> 比如說，常見的麩質過敏，這會觸發發炎、過敏性反應、腸的損傷，還有所有妨礙營養吸收的問題。
>
> 而且，理所當然的，當穀物精煉成白皙的麵粉時，用於麵條、餅乾、糕點等食品，對血糖、體重、消化、心血管系統，都有不折不扣的負面影響。

多年來，我們都知道吃什麼東西，會影響心血管健康。

保護和改善心血管的健康飲食，好像一直都為人所知。甚至連歷史最悠久的──低脂肪低膽固醇的飲食，一向被公認是最好的辦法。

但最近幾年以來，地中海飲食（Mediterranean diet）和得舒飲食（DASH diet），憑藉著堅實的科學研究支持，而有後來居上之勢。我認同這兩種方法，但也相信整合性心血管疾病防治飲食計畫（ICDPPD），它結合了上述兩者，並加入有關營養關鍵的新知識，可以比上述兩者更好。

但是在說明 ICDPPD 之前，我得先介紹一下得舒（DASH）和地中海飲食。

得舒和地中海飲食的背景

得舒（DASH）飲食，是一個合理可行的降血壓方法，是國家心肺血液研究院（NHLBI）的心血結晶。

　　總之，相對於傳統美式飲食，得舒飲食含有更多的纖維、鈣、鎂、鉀，但是較少的飽和脂肪、精製碳水化合物、糖和油脂。一項高血壓飲食影響的研究，比較得舒飲食、傳統美式飲食，還有傳統美式飲食但額外增加蔬菜水果的三種飲食法。

　　在這三者中，以得舒飲食可以降低最多血壓，其效益明顯更快更好。

　　基於這項結果，研究人員將限制鈉（每天 1500~2400 毫克）加入得舒條件中，更名為得舒 II（DASH II），發現它降血壓的效果，甚至比原來的得舒法更好。

　　至於地中海飲食（Mediterranean diet），五十多年前研究人員就注意到，地中海區域克里特島（Crete）的居民即使攝取相當多的脂肪，但是他們很少罹患心臟疾病，而且長壽。

　　這種現象，與當時正統的營養觀念相當矛盾，因為當時認為脂肪不是好東西。然而，對那些在希臘、義大利、法國南部、中東，和其他地中海地區的民眾，脂肪顯然是健康飲食的重要組成部分。地中海飲食的主要脂肪是橄欖油，這有助於降低 LDL 膽固醇，而且抵禦 LDL 的氧化。

　　但是地中海飲食，還有其它和橄欖油一樣，對心臟健康非常重要的元素。

　　主要基於植物性食物，如蔬菜水果、全穀物和豆類（包括鷹嘴豆，用來製作鷹嘴豆泥），起司和優格作為日常飲食的一部分，少量的魚，家禽和蛋則是每週二至三次。

　　令人驚訝的是，他們也吃紅肉，不過每週不超過一次；而紅葡萄酒（含有抗氧化劑）幾乎每天隨餐，點心偏愛新鮮水果，甜食則不多。

　　地中海飲食，其實和得舒飲食非常相似，雖沒有限制鈉，但是有大量的橄欖油，而且包含更多的豆類。不過**兩者都有不變的基本原則：吃大量植物性的食物，還有少量的魚、家禽和雞蛋，吃很少的紅肉和很少甜食。**

為什麼兩者都對心臟有益？

其中的解釋很多，但總結為兩個主要原因：它們提供大量的抗氧化劑，有助於防止氧化（尤其是 LDL 氧化）；並且有助對抗發炎，這兩者都是心臟疾病的根源。

再加上橄欖油的降膽固醇作用（地中海飲食），還有限鈉的降血壓作用（DASH II），而這兩者都富含高纖，這有助對抗肥胖（在吃低膽固醇食物時，高纖會比較有飽足作用），這是一個對心血管系統健康的極佳配方。

得舒和地中海飲食，都提供了有益心臟健康飲食的原點，而自從知道這兩者後，我們又學到更多的營養學知識。這些飲食學理，在人體健康和人類的逐漸進化之間，有什麼失落的環節？

我們的基因和早期人類相似度，至少有 99%，這意味著現代人的營養需求與營養遺傳反應，和舊石器時代人類相比，也應該非常相似。

古代人主要的食物包含野味、魚、蛋，和漿果，還有那些他們獵殺、捕捉、採摘，甚至從巢內偷走的食物，這些食物提供了精力。

儘管大家認為古代人的生命短暫而辛苦，但是強而有力的證據顯示，他們非常健康，有強壯的骨骼，而且也沒有現今危害人類的慢性疾病。（雖然古人有很高的早夭比例，不過主要是因為外傷、缺乏抗生素，那些現代人不會面臨的問題。）

現代的肉，來自於穀物餵養的動物，含有大量的飽和脂肪，是有害的；而野生動物或吃草動物的肉等天然食品，則對健康有益，因為它們除了可以提供熱量，還具備關鍵營養素和 Omega-3 脂肪酸。

同時含有適當的 Omega-6 脂肪酸，和 Omega-3 脂肪酸的比例（1：2）。採用穀物餵養，且從不走動的動物，其肉質都是漂亮的雪花肉，幾乎都是脂肪而沒有瘦肉。這種「現代肉」，尤其是加工香腸或煙燻食物等，充滿飽和脂肪、荷爾蒙、添加物，還有其他危害健康的物質。

但是，**來自可以在大地自由行動，吃天然食物的動物，那種「真正的肉」，才完全符合人體的健康需求。**

ICDPPD 和地中海、得舒飲食的差異

我的 ICDPPD 飲食法，整合了地中海和得舒飲食（最偉大的健康飲食之一），結合大量的蔬菜水果，再加上前者的健康脂肪和後者的限制鈉。

然後，因為人類的進化，需要吃「真正的」肉，而 ICDPPD 需要吃瘦肉、魚，和其它野味，它也限制精製碳水化合物和穀物（甚至全穀物）。

這對那些已經習慣「美國農業部食物指南」所建議的「穀物六至十一份」飲食方式的人，可能是一個衝擊，但那些穀物，根本就還沒有進化到完全適合人體食用！

大家想想看：穀物（野草的種子）在進化過程中，直到一萬多年前農業發展時，才進到人類的飲食當中，可說相當晚期。要到那個時候，人類才懂得收集這些種子和食用，但實際上，當時攝取的量本來很小，因為穀物難以收集、咀嚼和消化。直到當人類想出如何種植大量穀物，發展出泡、磨、煮等烹調方式，穀類才成為主食。但是，這時人類的消化、免疫、心血管，和其他身體系統，都是適應處理肉類、蔬菜水果等食物。

穀物對於人體系統，其實是一種衝擊。它們迫使身體要適應一個重大的基因改變，直到現在仍有許多人尚未適應完全。

比如說，常見的麩質過敏，這會觸發發炎、過敏反應、腸

的損傷，還有所有妨礙營養吸收的問題。而且，理所當然的，**當穀物精煉成白麵粉時，用於麵條、餅乾、糕點等食品，對血糖、體重、消化、心血管系統，都有不折不扣的負面影響。**

這就是為什麼，**建議限制每天只有一份穀物，而精製麵粉更要徹底遠離。**

透過結合最佳的地中海和得舒飲食，還有參照古代人的飲食方式，創造了 ICDPPD ──心血管健康的真正基石。

正如你將看到的，ICDPPD 就是解決心臟病五大路徑的飲食。

1、發炎（Inflammation）──

ICDPPD 含有抗發炎食物，包括富含脂肪的冷水魚（含 Omega-3 脂肪酸）、堅果、種子、豆類和橄欖油。同時也含有大量抗氧化劑的食物，所以氧化壓力可以下降，發炎得以減輕。

這種飲食也限制或消除一些主要的發炎生成物：飽和（動物）脂肪、多元不飽和脂肪（例如大豆或玉米油），以及部分氫化脂肪（反式脂肪）等。

ICDPPD 可以對抗肥胖，那是造成發炎的重要原因。

2、氧化應力（Oxidative Stress）──

對抗氧化壓力的最佳途徑之一，是攝取含有抗氧化劑，和自由基抑制劑的食物，比如含 β- 胡蘿蔔素、維生素 C 和 E、礦物質硒、多酚、類黃酮、葉黃素、茄紅素的食品。ICDPPD 每天都含有豐富的抗氧化劑，包括多彩的蔬菜六份，還有水果四份。

3、血脂異常（Dyslipidemia）──

ICDPPD 推薦的脂肪（單元不飽和還有 Omega-3 脂肪酸），有助於降低總膽固醇、LDL 膽固醇和三酸甘油酯。Omega-3 脂肪酸，還可以使血液「變瘦」，降低引發心臟病發作，或中風的血栓形成機率。

此外，飲食中富含可溶性纖維（例如豆類、草莓），可幫助結合腸道脂肪，和降低膽固醇。

4、高血壓（High Blood Pressure）和血流異常（Abnormal Blood Flow）——

ICDPPD 內，含有能降血壓的食物，包括 Omega-3 脂肪酸、富含鉀的食物（如藍莓、花生），以及洋蔥和大蒜。ICDPPD 的鈉含量非常低，這很重要，因為大量的鈉，會引起體液滯留和增加血壓。另外，由蔬菜水果提供大量纖維，即使熱量攝取相當低，還是會有飽足感，有助於對抗肥胖。

5、高血糖（High Blood Sugar）和胰島素（Insulin Levels）——

ICDPPD 嚴格限制穀物，和精製碳水化合物，有助於防止血糖高峰和過低，還有胰島素的過度釋放。

攝取高纖維和高蛋白的食物，也有助於控制血糖和胰島素。

ICDPPD 的元素

ICDPPD 不是一個菜單，精確地告訴你每餐吃什麼，或限制一定量的食物。

相對的，它提供的是一群建議，建議數種食品組成以及份量，而且可以隨你喜歡，自由混搭組合。

這些食物和份量，建議如下：

▌蔬菜 6 份

· 份量：1 杯生的（切碎），1/2 杯熟的，180CC 蔬菜汁

· 建議：吃的蔬菜要五顏六色（深綠色、紅色、紫色、橙色和橙黃色等），因為這樣往往包含最多營養素。最好生食，或不加油鹽略為烹調也行。可以每天喝蔬菜汁代替，但要確保蔬菜汁不含鈉。

▍ 水果 4 份

‧ 份量：1 個中份，1 杯生的（切碎），1/2 杯罐裝（不加糖），
180CC 果汁

‧ 建議：要特別著重從古代就開始吃的種類，混合漿果最
好：藍莓、黑莓、草莓和覆盆子。只要有可能，
多吃新鮮的。可用果汁取代新鮮水果，但每天不
可超過一份。

▍ 蛋白質 2~4 份

‧ 份量：180~240 克（煮熟）

‧ 建議：吃野外捕獲的冷水魚類，如鮭魚、鱈魚、鯖魚，
或是鮪魚（養殖魚 Omega-3 脂肪酸含量低），以
及野生肉類、野生禽鳥、放養牛肉、雞肉，或火雞。
去掉脂肪，只吃瘦肉，烹調前去皮。並且採用烘
烤，不要用炸的。

▍ 穀物 1 份

‧ 份量：1 杯乾的，或 1/2 杯煮熟的雜糧，1 片麵包，1 杯
煮熟的糙米，1 杯煮熟的麵食；只吃全穀類

‧ 建議：多吃全麥穀物，不加糖和鈉的麵包、米飯、麵類。

▍ 脂肪 2~3 份

‧ 份量：1 湯匙油，2 湯匙清淡的沙拉醬

‧ 建議：油品主要選用單元不飽和脂肪酸（橄欖油或菜籽
油）。避免飽和脂肪、反式脂肪，和氫化脂肪。

▍ 奶製品 2 份

‧ 份量：1 杯全脂牛奶，牛奶或全脂優格；45 克低脂，低
鈉的起司

‧ 建議：最好選擇全脂牛奶、起司和優格，因為它們包含
共軛亞麻油酸（CLA）。CLA 賦予健康許多益處，

包括降低心臟疾病和癌症的風險。

雖然奶製品是鈣的良好來源，它們還是含有鈉鹽，所以應該限量食用。

▍ 乾豆類，堅果和種子 1~2 份

- 份量：1/2 杯煮熟的豆子，2 湯匙堅果，1/3 杯堅果，90 克豆腐（大豆產品）
- 建議：避免罐頭豆類（如烤豆），因為含高鈉高糖。選擇無鹽，混合堅果或種子食用。

▍ 甜點一週 1 份

- 份量：1 小塊蛋糕，餅乾 2 塊，1 勺冰淇淋
- 建議：還是要盡量完全避免甜食，離甜食越遠，越不會渴望它們！

◆ 要避免或嚴格限制的食物

雖然在 ICDPPD，有很多種類的食物可以吃（而且應該吃），還是要嚴格避開以下幾種：

▍ 人造甜味劑（Artificial Sweeteners）──

避免蔗糖素、阿斯巴甜和糖精。可以用少量生蜂蜜或甜葉菊代替。

▍ 精製碳水化合物（Refined Carbohydrates）──

每日不超過 1 份，或更低

- 份量：1 片麵包，1 杯煮熟的麵食（包括麵包、麵條、白馬鈴薯、白米飯、甜食，和類似的食品），依循這個簡單的規則：如果是白色的，就不要吃它。

▍ 鹽巴（Salt）──

只吃食物中天然的鹽份，或使用鉀鹽取代。

菜單範例

~ICDPPD 每日菜單樣本~

早餐

雞蛋 2 個
或煙燻鮭魚……120 克
藍莓……1 杯
純全脂優格……1 杯
或全穀類（燕麥麩、切碎燕麥、蕎麥）……1 份
橘子或小柚子……1 個

點心

蔬菜沙拉（2 杯菠菜，1 個切片番茄，2 份青蔥，1/3 顆酪梨，4 茶匙橄欖油香醋）
杏仁……1/3 杯
全脂肪希臘優格……1 杯

午餐

雞肉炒大蒜蔬菜（120 克煮熟的雞肉，1 杯紅辣椒，1 杯蘑菇，1 杯荷蘭豆，1 杯花椰菜，1 杯菠菜，大蒜 2 瓣，2 茶匙橄欖油）
馬鈴薯……1/2 杯
豆……1/2 杯
糙米……1/2 杯
香蕉……1 個
或混合漿果……1 杯
綠茶……1 杯

晚餐

烤鮭魚……120 克
或野生或放養雞……180 克
糙米……1/2 杯
蒸熟的蔬菜、胡蘿蔔、洋蔥、南瓜……1.5 杯
新鮮藍莓……1 杯

點心

蘋果……1 顆
原味花生醬（不加糖或鈉）

只要將傳統美式飲食，切換到 ICDPPD，將會攝取到更多的纖維、蛋白質、健康脂肪、抗氧化劑、鉀、鎂等，比之前其他心臟健康的物質。
即使不吃任何營養補充品，也可以攝取更少的飽和脂肪、反式脂肪、糖，和所有其它會令人走到「心臟病快車道」的食物成分。

如何不改變食物風味的減鈉

使用香草和香料，是增加食物美味和吸引力的一個方法，同時也能幫助減鈉。

以下是常見草藥和香料的簡介。

· **羅勒——**

義大利食物常用的美味香草（尤其是義大利麵條醬），羅勒常搭配義大利麵、雞肉、魚和貝類。

· **辣椒粉——**

這種香料可加入燉菜、湯、墨西哥食物和豆類之中。添加辣椒，可以提升食物的香辣、火熱風味。

· **肉桂——**

這種帶有甜味的香料，其實不含蔗糖。將它加在穀物、水果或茶，會發現不需要糖，就可以輕鬆享受甜味。

· **咖哩粉——**

印度和東南亞美食的主要成分，咖哩可為蒸蔬菜或馬鈴薯泥，增加奇妙風味。

· **蒔蘿——**

經常使用於北歐烹飪，蒔蘿與魚、蔬菜、家禽，和優格相當搭配。1 茶匙蒔蘿，配上 2 湯匙無反式脂肪的人造奶油，鋪在蔬菜上加熱，直到融化。

· **薄荷——**

具有清新的氣味，葉子可切碎撒在切片水果，或是煮熟的豌豆之中，或作為魚、家禽、肉類的調味。

· 肉荳蔻——

通常用於調味蛋酒，其實肉荳蔻固有的甜味，還可以搭配煮熟的胡蘿蔔、新鮮水果、絞肉，和優格，豐富味蕾。

· 迷迭香——

可與天然的家禽、肉類、烤蔬菜和水炒蘑菇互為搭配。它和成熟的瓜類搭配，也有絕佳風味。

· 茵陳蒿——

這種草藥味道有點像甘草，搭配魚、禽、貝殼類、蛋類、番茄、胡蘿蔔，和蘑菇。尤其加入醋汁沙拉醬時，特別好吃。

· 鬱金——

大多數咖哩，都含有這種基本材料，賦予印度菜的獨特風味。它還為淺黃色蔬菜，比如南瓜，添加了顏色和滋味。

減肥計畫和整合心血管疾病預防飲食

ICDPPD 不打算成為一種減肥食譜，不過減到理想體重與體脂百分比，對心臟健康非常重要。

如果有超重或肥胖的情況，減肥有著數不完的好處，其中包括減少：

· 肚臍周邊因為發炎產生的脂肪。

· 胰島素阻抗的風險。

· 代謝症候群的風險。

· 糖尿病的風險（糖尿病會損害血管內襯）。

- 增加血壓和氧化壓力的因素，還有導致壞膽固醇數量增加的因素。

「該怎麼知道，是否需要減肥？」

最好的辦法，是由醫生或理療師測量的體脂肪百分比。

透過計算 BMI，就是身高（m）除以體重（kg）的平方，是一個相當不錯的主意！

只要算好 BMI，可以很容易地看到現在的狀況：BMI 小於 25 是正常的，25~30 超重，超過 30 就表示肥胖。

BMI 對於肌肉發達的人，像足球運動員就不適用，因為他們的額外體重是好的體重，而不是脂肪。

對模特兒或其他格外骨感的人也不適用，因為他們體重輕，可能是因為缺乏肌肉或骨頭變薄，但仍然可能有大量的脂肪組織。

相對於大多數人而言，BMI 是一個很好的指南。（更好的方法是測量體脂肪，透過測量電阻，來測量肌肉質量。因為電流通過水的速度比脂肪快，而肌肉中含較多的水。如果體內從某指定點到另一個點內，有更多的肌肉和脂肪，則電流更容易通過。）

如果真的需要減肥，可以減少各組建議的份量，調整每日攝取熱量。

千里之行，始於足下

要完全依照這樣的飲食計畫，看起來似乎很難，別擔心！

我們不必一夜之間就變成一個完美機器，把 ICDPPD 看作足球場一端的球門，請持續朝著這個方向努力，無論被鹽份、脂肪、或者加工食品阻礙過多少次，不要去管需要多長時間，才能到達那裡。

就從增加蔬菜水果份量，同時減少精製碳水化合物（白色食物）、糖果、穀物，與降低飽和反式脂肪的攝取量開始。

禁食所有汽水，並逐步削減鹽份攝取，倒也不用到讓食物變成雞肋的地步。

你可能會發現，一旦減鹽時，食物實際上還是很美味，新鮮的蔬菜水果，有我們本來不知道微妙而美味的味道。

盡力去做，但如果偶爾吃一頓「未經批准」的食物，也不用過度擔心，只需確保下一頓回到正軌即可。

請記住，心臟健康飲食是一場馬拉松，而不是短跑而已。

◆ 每日食譜

	穀類	蔬菜	水果	全脂奶及奶製品
每天 1600 卡路里	1	6	4	2
每天 2600 卡路里	1~2	8	4	4
每天 3100 卡路里	1~2	10	4	4
	瘦肉、禽肉及魚	堅果、種子及豆類	脂肪與油	甜點和糖份添加物
每天 1600 卡路里	2~4	1~2	2~3	0~1
每天 2600 卡路里	5	2	3~4	2 或較少
每天 3100 卡路里	7	2	4~5	2 或較少

靈感菜單

為了幫助「新飲食計畫」的開啟，這裡有一些美味，且有益心臟、降血壓的食譜。

這些是由疾病控制和預防中心，所提供的食譜：（http://apps.nccd.cdc.gov/dnparecipe/recipesearch.aspx），同時符合 ICDPPD 原則。

試試看，或用它們創作自己的靈感菜單。

早餐

蘋果燕麥粥

準備時間：15 分鐘 / 份量：1 份

金冠蘋果 (切塊)……1 顆　　　水……2/3 杯　　　肉桂……少許
肉荳蔻……少許　　　　　　　速煮燕麥片（生的）……1/3 杯

混和蘋果、水和調味料，煮滾，拌入燕麥，加蓋後煮 3~5 分鐘。食用前，放置幾分鐘。

瑞士混合麥片

準備時間：20 分鐘 / 份量：3 份

燕麥片……3/4 杯　　　水……3/4 杯　　　蘋果去皮切碎……1 杯
無花果乾……1 個　　　檸檬汁……1 湯匙　　　肉桂……1/4 茶匙
碎杏仁……1/4 杯　　　亞麻仁碾碎……1 湯匙

混合燕麥、水、切碎蘋果、無花果乾、檸檬汁、肉桂、碎杏仁和亞麻仁。加蓋冷藏過夜。隔天上午，舀取一碗瑞士混合麥片，灑上新鮮的水果和堅果，加上純優格或杏仁牛奶攪拌後，就可以食用。

瑞士混合麥片，用有蓋容器盛裝，可以在冰箱中儲存數天。

早餐

黑莓和藍莓慕斯

準備時間：10 分鐘 / 份量：2 份

黑莓……1/2 杯　　　　藍莓……1/2 杯　　全脂原味優格……1/2 杯
有機全脂牛奶……1/2 杯　香草精……1/2 茶匙　冰……1 杯
乳清蛋白粉（找每份 20 克蛋白質左右的）……1 勺

將所有材料放入攪拌機混合，直到呈現慕斯狀，即可食用。

慕斯是一種健康早餐快速簡便的料理方法。

此配方和後面的配方，都含有 β - 胡蘿蔔素、蛋白質、類黃酮，以及果膠和維生素 C。

試試冷凍草莓、藍莓、混合漿果、芒果，或桃子。如果要加果汁，還可以嘗試鳳梨汁、橘柑汁，和其他 100%的純果汁。

覆盆子芒果冰沙

準備時間：5 分鐘 / 份量：1 份

杏仁奶……1 杯　　　冰塊……5 個　　肉桂……1 茶匙
不加糖的冷凍覆盆子……1 杯　　　香草乳清蛋白粉……1 勺

在攪拌機混合後就可以食用。

配菜沙拉

薯和梨子沙拉

準備時間：15 分鐘 / 份量：6 份

切碎萵苣生菜……2 杯　　切絲豆薯……2 杯　　去核切碎的梨……2 個
葡萄乾……1 湯匙　　　葡萄酒醋沙拉醬……1/4 杯
蘋果醋……1/4 杯　　　五香粉……1/4 茶匙

在碗裡撕碎萵苣生菜絲，加上豆薯、梨子和葡萄乾，攪拌混合。調和所有沙拉醬、蘋果醋、香料後，灑在沙拉上即可食用。

配菜沙拉

鳳梨沙拉

準備時間：10 分鐘 / 份量：6 份

切碎白菜……2 .5 杯　　胡蘿蔔切絲……1 杯　　鳳梨塊……1 杯
葡萄乾……1 湯匙　　鳳梨汁……2 .5 湯匙
橄欖油或葡萄籽油……1 湯匙

在一個大碗混合攪拌，加蓋放於冰箱，要食用的時候取出即可。

蘋果榛子沙拉

準備時間：10 分鐘 / 份量：1 份

脫脂瓶裝覆盆子香醋……2 湯匙　　蘋果切丁……1 份
切碎榛子……2 湯匙　　　　　　混合預切蔬菜，洗淨瀝乾……1 杯

用大型有蓋的保溫杯，將材料依序鋪在底部。要吃的時候搖搖杯子，
拿根叉子就可以輕鬆享受！

主菜

鮭魚玉米脆餅

準備時間：30 分鐘 / 份量：6 份

酸奶油……1/2　　　蛋黃醬……1/4 杯　　切碎的新鮮香菜……1/2 杯
橄欖油……1 湯匙　　檸檬汁……2 湯匙　　番茄丁……2 杯
低鈉鹽塔科調味料……1/2 包　　切碎的紅色和綠色的高麗菜……2 杯
6 吋有機低碳水化合物（墨西哥）麥玉米餅（切成三角形）……12 個
鮭（或鱈）魚片，切成 1 英寸大小……1 磅

在小碗裡，將酸奶油、蛋黃醬、香菜，以及 2 湯匙調味料混合攪拌。

然後在中型碗內，放入鮭魚、橄欖油、檸檬汁和剩餘調味料，一起
攪拌均勻。再倒入大煎鍋烹調，不斷攪拌，用中高火加熱 4~5 分鐘，
直至容易用叉匙散開鮭魚片時，即可關火取出。

將做好的鮭魚混合物，填在墨西哥玉米餅裡，上面灑滿高麗菜、番
茄、酸奶油和塔科醬，即是美味的一餐。

鮪魚拌豆沙拉主菜

準備時間：4 小時 15 分 / 份量：6 份

◇醬料

檸檬皮……1/2 茶匙	檸檬汁……1/3 杯	橄欖油……1/4 杯
新鮮切碎的歐芹……2 湯匙	迷迭香……1 茶匙	芥末醬……1 湯匙

徹底混合所有材料，用有蓋容器裝好後，置放冰箱直到準備食用。

◇沙拉

中等大小青椒……3 個	中等大小紅椒……3 個	萵苣……1 顆
成熟橄欖……1/2 切片	中等大小番茄 (切塊)……2 個	

罐裝白扁豆，洗淨，瀝乾……450 克

克罐裝低鈉鮪魚，瀝乾……180 克

將甜椒放上烤盤，上端離烤箱 12~15 公分，烤約 3~5 分鐘，直至表面起泡，染成棕色。從烤箱中取出後，靜置 5 分鐘。將青椒和紅椒去膜、莖、種子，切成片狀。在碗裡攪拌青紅椒、豆類、鮪魚、橄欖跟醬料，再蓋上蓋子冷卻 4 小時，偶爾攪拌。將所有材料放在萵苣菜葉上，用番茄丁當裝飾配菜。

印度風扁豆湯

準備時間：2 小時 / 份量：8 份

乾扁豆，沖洗過……1 磅	水……10 杯	蔥，切碎……2 份
青椒，切碎……1 份	香菜……1 茶匙	紅辣椒……3/8 茶匙
大蒜，剁碎……2 瓣	鹽……2 茶匙	薑黃……1 茶匙
肉桂……1/2 茶匙	荳蔻莢……2 份	咖哩粉……2 茶匙
黑胡椒……1/2 茶匙	罐裝低鈉番茄醬……1~1.5 盎司	

扁豆和水，以及洋蔥、青椒、蒜、鹽、胡椒混合燒開，小火燉煮 30 分鐘。然後加入其他成分煨煮 1 小時，將荳蔻莢濾出來。再用攪拌機攪拌 3/4 的湯，然後放回湯鍋內攪勻，即可食用。

烤寬麵條

準備時間：1 小時 30 分 / 份量：9 份

放養火雞肉……450 克　　起司……450 克　　乳清乾酪……235 克
蛋清……2 個　　　　　磨菇切片……225 克　大洋蔥，切碎……1 個
磨碎低脂起司……1 湯匙　　現磨黑胡椒……1/4 茶匙
澀的紅葡萄酒……1/4 杯　　切碎的美洲南瓜……1 杯
新鮮切碎的韭菜……1 湯匙　新鮮切碎的香菜……1 湯匙
切碎的美洲南瓜……1 杯　　全麥烤寬麵條，生的……240 克
低鈉番茄醬（隨個人口味）……4 杯

用不沾鍋將火雞烹煮到熟透，瀝乾，待用。

用攪拌機攪拌起司、乾酪、蛋清等，還有帕馬森起司。韭菜、香菜，和胡椒，則用手工攪拌。

取一個大鍋煮麵條（加一點鹽），約 10 分鐘。撈出麵條後，先過冷水，再取出，平鋪在廚房用紙巾上（不要用衛生紙，會黏）。

用長柄平底鍋在酒中煮洋蔥，約 5 分鐘，直到變得很軟。偶爾攪拌，不過攪拌之間要蓋蓋子。隨後加入蘑菇和南瓜，再煮約 5 分鐘，直至蔬菜變軟後，瀝乾蔬菜。

烤箱預熱至 375°F，加入起司和蔬菜的混合物拌勻，留 1/4 杯蔬菜。將兩杯番茄醬平鋪在烤盤的底部。將起司和火雞混合，和麵條交錯鋪放，最上層要放麵。再用剩餘的醬汁鋪上表面，並在上面散佈剩下的蔬菜。

蓋上蓋子烤上 1 小時。取下蓋子後，再烤 5 分鐘。最後從烤箱中取出，放 10 分鐘後再切，即可享用。

第 10 章

運動，讓心臟健康1：
ABCT 運動計畫理論

血管和身體其他部位，隨著年齡的增長而衰退，並非不可避免的。

透過正確的運動，與基因之間的交互作用，把身體變成脂肪燃燒的機器，可以減緩，甚至逆轉各方面的老化，同時能夠平息發炎、減少氧化、增強心血管系統。

> 運動的真正用途，是有關基因的荷爾蒙信號。
>
> 高強度運動，會使肌肉釋放最多訊息。練習使用全身肌肉來運動，結合肌力和耐力，並迫使肌肉在短暫的時間內，作很多工作，會使肌肉發出唯一的訊息，令肌肉增長、燃燒脂肪、抗炎，還有刺激大腦的作用。
>
> ABCT 運動計畫，作為提高動脈和心臟健康的整體調理。

關於心血管健康，有個大多數醫生不知道的秘密：**特定種類的運動，可以改變基因功能，還有與細胞的交互作用。**

透過正確的運動，與基因之間的交互作用，把身體變成脂肪燃燒的機器，可以減緩，甚至逆轉各方面的老化，同時能夠平息發炎、減少氧化、增強心血管系統。血管和身體其他部位，隨著年齡的增長而衰退，並非不可避免的。很大程度上，是因為飲食和運動——或是缺乏這兩者的結果。

運動，是維持心血管健康的一個重要因素，但不是任何類型的運動都可以。單是做一千個仰臥起坐，慢跑十英里，或每天練瑜伽，都無法達到效果。我們需要的運動，就和幾千年來，讓人類保持身體矯健的自然運動是同一種。

這不是大多數私人教練、健身愛好者，還是醫生會推薦的一種運動。

事實上，大多數醫生和訓練員會建議完全相反的方式來運動，不過，那種運動實際上反而可能加速動脈的劣化，和整體的老化情況。

關鍵在於以下事實，一般教練和醫生所提倡的運動，燃燒熱量時，會使心臟和肺部大量運作。

然而運動的影響，遠遠超出這點，在肌肉運動時，它們會釋放強大的信使給體內的每一個器官，並且決定氧化和發炎是要加劇還是減緩，脂肪要燃燒還是存儲，以及新組織的增生等。

運動的生化背景知識

大多數人認為，基因就像細胞的大腦。他們認為，除非基因不斷地告訴細胞做什麼，不然細胞就會死亡。

但是，如果從一個細胞內移除基因，它還是會存活：合成能量，排除廢物，行為就像任何其他細胞一樣。

與其說是細胞的大腦，基因更像是細胞修復手冊。當某個損傷區域需要替換或增生新物質，基因就會指示應該怎麼做。

基因，鑲嵌在身體細胞內，長序列的遺傳物質中的獨立單元。

想像這種遺傳物質，是一本巨大的指導手冊。細胞只有在手冊打開到正確的頁面時，才能讀取相關的遺傳物質，換句話說，才能讀取正確的細胞基因。

基因修復手冊，實際上就是這樣運作，會規律的開到某特定頁面，讀取相關指令，然後再關閉，然後再到打開新的頁面，再關閉。

但這種開關並不是隨機的；只有當細胞需要讀取某一特定的遺傳密碼時，才會發生。這也會在日常規律上運作，如果細胞在日常生活中，需要更多的相關物質，很多時候，為了回應身體其他部分發送的訊息，它也會這樣運作。

這些訊息，鑲嵌到細胞膜上的特殊受體，告訴細胞要讀哪一頁。

每個細胞，都是被鑲嵌著數以千計受體的細胞膜所包圍住。

這些受體接收來自身體其他部分的訊息，將之傳遞進入細胞內。在那裡它的作用是：合成特定蛋白質，增進或減緩熱量燃燒等。

含有受體的細胞膜，是細胞的指揮中心，正是大腦。

如果將這些受體從細胞膜移除，細胞就會昏迷和死亡（即使基因仍然是完整的）。

細胞沒有受體，就不能存活的這件事，延伸的重點是，細胞的功能有一大部分，是受到細胞外的因子所控制──尤其是荷爾蒙和其他訊息分子，它們會告訴細胞應該要做什麼。

這些訊息不是由身體隨機產生，它們是反應身體內外發生的事情。這意味著生活習慣、飲食習慣、思想和行為，接觸到的溫度、光線和聲音等，特別是運動會決定發送哪些訊息，因此就會決定哪些特定的基因被激活，哪些保持不運作。

我們可能與生就具有缺陷的基因，比如說可能造成乳腺癌的基因，但這些基因是否會被激活的環境，往往是由自己決定的。

基因可以根據信使的訊息，提高或限制細胞的能力，還有生成特定物質，不過它是按照荷爾蒙或其他信使因子的先後順序，驅動細胞的運作。

肌肉分子是關鍵

荷爾蒙（Hormone），是體內某個器官分泌到另一器官，以觸發所需動作的物質，要如何運作，取決於荷爾蒙的分泌與接受器官。

體內會生產許多不同荷爾蒙，包括睪固酮、雌激素、孕激素、皮質醇、胰島素、生長激素、腎上腺素和脫氫表雄酮等。

荷爾蒙在體內有很多功能，例如，它們控制身體的燃燒機制，不僅決定要燃燒多少卡路里，還決定使用哪種類型的燃料（糖或脂肪），和在哪裡採取燃料（胳膊、腿、腹部等）。它們也會影響生殖、飢餓、免疫功能，還有體內其他代謝過程。

控制荷爾蒙，就是控制身體。而運動就是個強而有力的控制方式。

人體生理學的設計，離不開運動，身體運動會釋放幾種不同的荷爾蒙。不同類型運動會發送不同的荷爾蒙，反應到不同細胞的細胞膜。

不幸的是，大多數人的運動遠遠不足，即使當我們運動了，也通常走錯了路，沒有產生相對應的健康訊息，甚至產生有害健康的訊息。

運動激發正向壓力

多數人的運動，正是為了減肥。

這是值得稱道的，但這也是浪費時間，因為運動其實無關乎燃燒卡路里。

關注於熱量的消耗，是很多人無法維持下去的原因。

運動的真正用途，是有關基因的荷爾蒙信號。但是，並非所有運動都對基因信號具有相同效果。

想像一個肌肉型的奧運短跑選手，和結實削瘦的奧運馬拉松選手，兩者體脂肪百分比都很低，而且短跑選手可能更低。

這聽起來很奇怪，因為馬拉松選手比短跑選手還燃燒更多卡路里，而且跑了更難以置信的長距離。

然而關鍵的區別在於，短跑選手鍛鍊焦點在短期能量，需要全力衝刺；而馬拉松選手的鍛鍊焦點是較慢的、穩定的步伐。

熱量消耗，只是運動的附加效果，和能夠大量釋放荷爾蒙，以及其它信使分子的功效相比，幾乎微不足道。就像短跑選手進行的是短暫而劇烈的活動，燃燒的熱量不多，但是會觸發腎上腺素、生長激素、皮質醇和睪固酮的釋放。

這種混合的荷爾蒙，會提高熱量的消耗達數小時之久，即使在運動後，甚至持續幾天的時間。

長跑就不會引起相同的效果，相反的，它生產一種不同的荷爾蒙組合，導致肌肉消瘦，低效率的代謝過程，和生理的衰變。

肌肉訊息的一些關鍵分子

無論你是坐在椅子上，還是在運動場上打壘球、跑馬拉松，或者舉重，肌肉都在不斷的透過發送訊息到大腦、肝臟、脂肪細胞和其他組織。

肌肉發送的訊息內容，取決於你做了什麼。

高強度運動，會使肌肉釋放最多訊息。練習使用全身肌肉來運動，結合肌力和耐力，並迫使肌肉在短暫的時間內，做很多工作，促使肌肉發出唯一的訊息，令肌肉增長、燃燒脂肪、抗炎，並且刺激大腦作用。

讓我們快速瀏覽一下，運動所釋放的相關物質。

◆ 介白素 -6（IL-6）──燃燒脂肪和控制發炎

IL-6 會通知身體，有關肌肉現在和未來的能源需求。

肌肉釋放最強大的代謝信號，幾乎在肌肉開始動作的同時，就發送出去，在活動變得更加激烈時，會釋放得更多。

IL-6 的活動，有助於減輕發炎，提高睪丸激素和生長激素，增加脂肪燃燒，並調節血糖、減輕體重、增加肌肉質量、微調新陳代謝，減少心臟疾病和中風的風險。

◆ 介白素 15（IL -15）——肌肉的備用物和燃脂

IL-15，主要透過重量訓練釋放，是調節肌肉組織的斷裂。

它是決定人體肌肉脂肪比例的主要因素，也是減少冠心症的主要因素，同時也是抗衰老第一件要改的事。

不幸的是，大多數的運動方案，不能觸發釋放足量的 IL-15，因為大部分運動都避免激烈的能量消耗。

◆ 介白素 -8（IL -8）——造新血管

IL-8，是在每當肌肉被強制無氧運動時，所製造的物質。發生這種情況時，肌肉會釋放 IL-8，這就造成新血管的生長，使肌肉可以在下次獲得足夠的新鮮氧氣，也是運動改變代謝模式的顯著範例。

這會讓肌肉與身體的其他部分對話，釋放令身體更有效率、更精簡，以及更年輕的指令。

◆ 乳酸——促進生長，增強能源

乳酸，向來被認為是體內產生的廢物。

今天我們了解到，它其實有一些有益的影響。其中之一，是平衡高強度運動後產生的大量酸性。進行高強度的運動當中，感受到的熱能，是真的有毒的代謝產物，像是胺和氫的積累，然而過過去通常把罪怪到乳酸頭上。

乳酸其實是緩衝其影響，讓身體有更長、更好的表現。

新的研究顯示，乳酸就像荷爾蒙一樣，透過血液循環，刺激睪固酮和生長激素的釋放，這兩個強大的生長促進劑，使全身更強、更精瘦，還有多種作用。

此外，乳酸會告訴肌肉細胞增加細胞內的能量工廠（粒腺體）的數量，這代表身體可以燃燒更多脂肪，以產生更多的能量，並支持身體機能。

不幸的是，要達到乳酸釋放的狀態，卻是不太舒服的，多數人像害怕瘟疫一樣避免這種狀態，選擇了緩慢且低強度的運動形式，比如慢跑或自行車。

但是，**唯有激烈的高強度運動，才可能使肌肉與身體的其他部分對話，迫使肌肉適應和成長。**

◆ 一氧化氮——影響血流量

血液是人體的生命線，而一氧化氮正是調節血流的主要因素。

一氧化氮具有許多有益效果，包括減少動脈炎，降低整個身體的氧化壓力，加寬動脈，抑制血管增厚，減少動脈粥狀硬化，降血壓，並減少血凝和血小板的粘性。

傳統上一直認為，一氧化氮的製造，很大程度上是由內皮細胞控制。

然而，我們已經知道，運動的肌肉也會釋放這種強大分子，提供血管的肌肉保持開放，並保持血液流向該地區。透過肌肉動作，產生一氧化氮的功用，開闢了一條可以用於改善血管活性，以及調節血壓、影響冠心症，和血管其他疾病的有力途徑。

◆ ABCT 運動

下一個章節，將介紹 ABCT 運動計畫，如同我們祖先所採用的現代化訓練方式。

這項計畫，專為讓你的肌肉和身體，在短時間內劇烈運動，混合無氧運動，以及僅僅足量的有氧運動，以提高動脈和心臟健康的整體調理。

ABCT 運動計畫，比起典型的有氧運動，對身體和心靈都有更多的正面效益。

針對其他健康層面，還可以：

・降低心臟疾病和心臟病發作的風險，降低了心臟病復發的風險。

- 改善心臟功能。
- 降低血壓，也減少高血壓的風險。
- 降低總膽固醇，三酸甘油酯和 LDL。
- 增加 HDL。
- 降低體重和身體脂肪。
- 降低凝血傾向。
- 降低血糖和糖尿病的風險。
- 提高胰島素的敏感性。
- 改善所有代謝症候群造成的異常。
- 提高免疫功能。
- 降低中風的風險。
- 降低某些癌症，例如結腸癌、乳腺癌，和前列腺癌的風險。
- 提高記憶力和專注力，並降低阿茲海默症，和老年癡呆症的風險。
- 改善皮膚張力和彈性，並減少皺紋。
- 改善憂鬱、緊張、焦慮，和整體心理健康。
- 改善睡眠。

這是極為容易上手的運動方式，簡單易學，就讓我們開始吧！

第 **11** 章

運動，讓心臟健康 2：
ABCT 運動計畫實踐

　　具有科學實證的 ABCT，正是一種簡單、有效，適合每個人需求的運動計畫。

　　它可以讓人在短時間內，享受到最佳的訓練效果，建立肌肉協調性，減少體內脂肪，減輕體重，提高荷爾蒙分泌，並降低發炎反應和氧化作用，同時還可降低血糖、血壓、LDL，又增加 HDL。

> ABCT，結合有氧、無氧和阻抗運動，能帶給身體絕佳的好處。
>
> ABCT 阻抗訓練，完全不同於傳統方法，採取較大重量配合較少次數，還有較低重量配合較多次數，以增加乳酸燃燒，釋放肌肉激素。ABCT 真正目標，既不是練成大塊肌肉，也不是雕塑肌肉線條，而是提高身體的生化機能。

超乎想像的革命性運動計畫，即將全面改善你我健康。

具有科學實證的 ABCT，正是一種簡單、有效，適合每個人需求的運動計畫。

它可以讓人在短時間內，享受到最佳的訓練效果，建立肌肉協調性，減少體內脂肪，減輕體重，提高荷爾蒙分泌，並降低發炎反應和氧化作用，同時還可降低血糖、血壓、LDL，又增加HDL。

除了降低罹患冠心症的風險，ABCT 運動計畫，還有助降低中風、糖尿病、代謝症候群、胰島素阻抗、阿茲海默症、老年癡呆症和癌症，同時提高生活品質、增加預期壽命。理論上，甚至足以減緩老化過程。

ABCT 扭轉運動

ABCT，正是有氧運動、塑造、塑型和緊實的縮寫。

結合有氧、無氧和阻抗運動，能帶給身體絕佳好處。

以下是更為詳細的定義：

‧ A（aerobics）＝有氧運動，加上動作和適應性——

　　著重在多種最適合肌肉和心血管調節的動作，採取不同種類的練習，使肌肉不習慣於單一相同的日常訓練。

‧ B（build, bulk, burn, breathe）＝
　塑造，再加上大肌群運動、燃脂和呼吸——

　　這部分可塑造並增加肌肉的力量，比起其他養生運動都還多。（由於荷爾蒙的差異，男性鍛鍊大肌肉群，女性一般不增加肌肉體積，只增加肌肉的張力和結實度，固定並塑型。）採用正確的呼吸法，可以增加氧的消耗，同時消除二氧化碳，改善心血管和肌肉調節功能，同時減輕疲勞。

‧ C（contour, core, controlling your genes）＝
　塑型，再加上核心肌群和控制基因——

　　肌肉訓練，可調節四百多個對身體活動有利的基因表現。除了有氧運動和阻抗運動，還要從事核心肌群運動，改善腹部和背部的肌肉力量，同時增加柔軟性和平衡感。

‧ T（tone, trim, tight）＝緊實，加上瘦身——

　　減掉脂肪總量，包含腹部或內臟脂肪，減輕體重，並提升肌肉量，使皮下組織和皮膚變得緊實，看起來更加年輕。

幾個注意事項

　　ABCT 運動計畫，強調間隔交替的有氧運動，和無氧阻抗運動，但不要忽視每次開始前的熱身和伸展，還有結束後的冷卻和拉伸。

　　這麼做有其必要性，能夠避免肌肉、肌腱和韌帶損傷，同時增加身體的柔軟度。

　　開始任何類型的運動計畫，或是改變正在進行的養生方法之前，請諮詢個人醫師，確保心臟和心血管系統是否健康，安全地運動是很重要的一件事。

此外，間歇式與瞬間高強度訓練，可能在某些易敏感個體上，誘發冠狀動脈的斑塊破裂，導致冠狀動脈血栓和心臟病發作。每個病人進行訓練計畫前，都應該做一個完整的心血管檢查，其中包括履帶式運動試驗、體檢、病歷，和心臟危險因素評估。

ABCT 元素

以下列出 ABCT 的主要元素，同時針對各項詳細討論。

· 阻抗訓練——

舉重可以刺激肌肉與身體對話，增進心臟和全身健康。

ABCT 使用分等級的重量，與相對可變化的次數。簡單來說，舉起可以承受十二次的最大重量，這會是達到燃脂效果的重量，之後再改以較輕的重量，但增加練習次數。這可以大大提高運動後的耗氧量，消耗肝醣，並促使肌肉生產乳酸、荷爾蒙、細胞因子和介白素等，對於健康多所助益。

· 間歇有氧訓練——

慢跑、游泳，以及其他形式的連續運動，會使心搏升高，並保持一定時間。

傳統標準的方式，是保持固定的心搏率二十、三十，甚至達六十分鐘——但這是不對的。最好的方法，是採取間隔有氧訓練，包括短時間從二十秒到兩分鐘不等的高強度有氧訓練，中間取決於目前的身體條件。

同時，將一連串高強度和中等強度的訓練，串連一個更長時間的運動，可使卡路里持續消耗的時間拉長，並增加耐力。

· 有氧運動與阻抗訓練的適當比例——

阻抗運動與有氧運動的最佳比例，應該是 2：1。

例如，六十分鐘的過程中，四十分鐘阻抗訓練後，再加上二十分鐘的有氧運動。而有氧運動一般是在阻抗運動之後。

· 核心肌群訓練——

這項訓練重點，提高腹部和背部的力量，同時增加柔軟度。這些訓練對核心肌群是很重要的（腹部和腰部），過去這部分往往被忽視，幾乎多數人的核心肌群力量都不足。

· 高密度訓練——

不像計畫性的單一肌肉或肌肉群訓練的有氧運動—— ABCT 的有氧運動，是盡可能挑戰身體極限。例如，不像一般先深蹲再推舉，ABCT 同一時間做這兩個動作，這是現實生活中可完成的方式。

· 快速休息階段——

將小的爆發性有氧運動，穿插在阻抗訓練期間。

· 水和 ABCT 能量奶昔——

運動時，飲用大量的水是至關重要的事。（如果訓練過程中感到口渴，就是已經太晚喝囉。）而且必須在運動開始前喝水，還要在運動期間固定時間喝水。

記得要**喝好水，不要喝塑膠容器裝的水，避免塑化劑（環境荷爾蒙）的風險。**

此外，在開始訓練大約十分鐘之後，就要補充一種特殊的 ABCT 能量奶昔，包括新鮮的橙汁和水、生蜂蜜、D-核糖、肉鹼、麩醯胺酸、維生素 C，和乳清蛋白等組成，能夠提供最大限度地提高運動表現，和增強肌肉能量的營養品。

· 晨間運動——

早晨，正是絕佳運動時間，這個時候已經空腹十二個小時，而空腹對於燃燒脂肪效果最好，能使 IL-6 和肌肉激素上升，從而增加肌肉力量與協調性，還有減重等優點。此外，這會使一整天更有活力，專注力也會跟著提升。

· 空腹運動——

　　空腹後十二小時才運動，除了運動前約十分鐘吃一點水和乳清蛋白，其他什麼都先不要吃，然後運動期間只喝更多的水，和 ABCT 能量奶昔。

　　這可以使得肝臟和肌肉的肝醣耗盡，並產生最大量的 IL-6，也會增加脂肪燃燒，肌肉增加。

· 推舉和休息——

　　每一組都要舉到最大重量，直到體內感受顯著的燃燒感。

　　這種發熱應該要強烈到停止後，仍然持續大約四到五秒鐘。然後，應該休息六十秒後，再開始下一組。

　　如果覺得需要的話，每次動作之間可以休息三秒鐘。還可以利用最少的休息時間，進行所謂超級組練習，使用休息時間作核心肌群練習，或是上下身交替練習，提高運動的密集強度。

· 每天鍛鍊，利用交叉訓練——

　　每天做間隔有氧運動和阻抗訓練，以達到最佳效果。做不同種類的運動，使用更多不同肌肉群，可降低受傷的風險。

· 正確呼吸——

　　掌握正確的呼吸技巧，確保肌肉的氧氣供應充足，以及可以迅速排除二氧化碳。

深度的 ABCT 元素

　　現在，讓我們來分別看看每個元素。

◆ 阻抗訓練

藉由舉重、伏地挺身等，讓身體熟悉阻抗訓練。

採取阻抗訓練的人，通常想鍛鍊大塊肌肉，或是雕塑肌肉線條。一般來說，想練成大塊肌肉，可舉更重的重量和較少次數，而想要呈現肌肉線條和塑身者，可舉較輕的重量、較多次數。

ABCT 阻抗訓練，完全不同於傳統方法，採取較大重量配合較少次數，還有較低重量配合較多次數，以增加乳酸燃燒，釋放肌肉激素。ABCT 真正目標，既不是練成大塊肌肉，也不是雕塑肌肉線條，而是提高身體的生化機能。（此時的肌肉肯定會因為 ABCT 而更加強壯，可以做更多額外訓練，雕塑出喜歡的外型。）

ABCT 阻抗訓練，基本上有五組，每組有不同重複次數。（舉一次為單元，一組則是數個單元的組合。）可以從最重的一組開始，依序往下，然後回頭。當運動完後，會覺得好像再也做不動一樣。

以下是 ABCT 的五組時間表：

- ABCT 第 1 組：重複 12 次最大重量。
- ABCT 第 2 組：重複 18 次最大重量的 75%。
- ABCT 第 3 組：重複 24 次最大重量的 50%。
- ABCT 第 4 組：重複 50 次最大重量的 25%。
- ABCT 第 5 組：重複 12 次最大重量。

ABCT 五組很難一次就到位，請慢慢開始找出最適合自己的進度，取決於目前的體能狀況。

- 初級：ABCT 第 1 組，或 ABCT 第 1、2 組。
- 中級：ABCT 第 1、2，和 3 組。
- 高級：ABCT 第 1、2、3、4 組。
- 專業：ABCT 第 1、2、3、4，和 5 組。

不要被標題的「專業」組,給嚇著了。任何人都可以達到,只是需要時間和規則。

採用下表參考,評估自己應該努力到甚麼程度。這是嘗試將訓練時的效果,分成五種層次,在每組繼續之前,只能停三秒中來消除灼熱感。

1、完全無灼熱感。

2、輕微灼熱感。

3、中度灼熱感。

4、強烈灼熱感。

5、激烈灼熱感,必須休息。

▌如何和何時舉重

本章末節「入門 ABCT:訓練時間表和舉重」裡面,有關 ABCT 阻抗運動的詳細描述。

以超級組、混合組,還有快速組來提高強度。

只要按照 ABCT 五組計畫,有助於改善心血管和身體健康。但是仍可以透過混合組、超級組、快速組等,作進一步提升,增強肌力和耐力。

- 混合組:一次同時做兩個練習;也就是說,做完全單腿下蹲的同時,也做肩上推舉。同時使用更多的肌肉,增加燃脂,還有乳酸,促進 IL-6 釋放,和運動後的耗氧量。

- 超級組:連續練習之間,幾乎沒有休息時間(最多十五秒)。這些可以是相同的運動,如二頭肌連續練習,或不同的練習,比如二頭肌練習後面,緊接著三頭肌練習。超級組可以顯著提高燃燒等有益作用,不過要在訓練一段時間後,才可以進行,以避免過度運動傷害或過度心搏。

- 快速組：以比正常更快的速度，壓縮時間訓練，提高機械和代謝的燃燒，進而增強阻抗訓練和有氧訓練狀態。例如，如果正在做 個二頭肌彎舉，可以從每秒一次的速度，增加到每三秒鐘兩次。

混合、超級、快速組，都可以為心血管和健康創造奇蹟，但是如果自己沒準備好，它們反而可能造成傷害。

除非掌握基本 ABCT 練習，才可以避免運動傷害，否則不要輕易嘗試任何這種，或是更為激烈的練習。

I ABCT 阻抗訓練小訣竅

1、如果必要的話，過程中可以不斷運用三秒鐘休息。

2、每一組練習後，喝水和補充 ABCT 能量奶昔。

3、如果不能做到任何一組所需的次數，不用擔心。只要盡力，直到感到最大灼熱感就好。

4、如果重量遞減的百分比，計算後有小點，則直接進位到下一個最大整數的砝碼。例如，如果一開始 25 磅為最大重量，那麼 75％ 就是 18.75 英鎊，也就是說你要使用 20 磅重量。如果是 50％，算出來是 12.5 磅，那就要用 15 磅的重量。

◆ 間歇有氧訓練

有氧運動，是指運動中，在體內的代謝過程，會使用到氧氣的運動。

有氧運動一般是指連續性的移動，這會需要更多的氧氣消耗，進而增強身體對氧的利用率。

快步走、慢跑、跑步、游泳、騎自行車，或跳舞，都是有氧運動的一種，如果可以保持身體在中度到劇烈運動中，持續某一段時間（中等長度），提升的心搏率，就代表身體的活動量有所提升。

大多數現代有氧運動，都是處於穩定狀態的運動，意思是說，它們顯著提高心搏率，並且在一定時間內，保持心搏率在一個狹窄範圍內跳動，一般三十至六十分鐘。

一旦達到所需的強度水平，就保持在那裡。但是，為獲得最佳效果，有氧訓練應分成不同強度的週期。例如慢跑訓練，可能會衝刺一個路口，然後另外三個路口中度慢跑，然後重複這個循環，直到跑完。這被稱為間歇訓練，而且這些間隔有不同的長度和強度。

1：3 比例

理想的有氧訓練間隔比例，是 1：3，如果達到最大心搏率【譯註】80％的時段，就算一個時間單位，那就再以最大心搏率的 60％，運動另外三個時間單位。然後再重複這個 1：3 的序列。例如：

- 以路口為單位，衝刺一個路口，慢跑三個路口。

- 以跑道為單位，衝刺一圈，慢跑三圈。

- 用跑步機或固定自行車計算，全力衝刺 20 秒，中等強度運動 60 秒。

- 在教室中，全力跑 20 秒，然後用溫和的速度跑 60 秒。

請參閱下面「怎樣叫拼盡全力了？」可弄清楚何謂最大心搏率。

【譯註】
概估的最大心搏率＝（220─ 年齡）／分鐘，這一個概估數字，因個人體質或體能不同，而多少有點差異。

其實，目標就是讓心臟跳動夠快，進而改變強度，猶如過去古代人每日的獵捕活動。例如，全速衝刺追趕獵物後，當感覺不會成功抓到時，就會稍微放慢一點速度，但仍然持續追趕獸群，追到某個山丘的時候，就加把勁，獵物下坡的時候，就放鬆點，可能已經有些獵物跑掉了，但緊接著全力衝刺，直到鎖定其中一頭獵物。

自己可以變化運動強度，不管用碼錶，或任何可以計算的東西，來提醒改變強度，如果在健身房使用跑步機，那就設定自動變化強度。

為了達到最佳效果，間隔有氧運動應該包括五分鐘的熱身，再來是大約二十分鐘的中強度，其中包含大型和多個肌肉群的交替間隔訓練，最後才是大約五分鐘的冷卻時間。

有氧運動應該利用交叉訓練，就是採取不同的有氧運動交替轉換。

例如，星期一三五慢跑；星期二四游泳；星期六有氧運動；週日高強度的舞蹈班。這將確保使用到身體不同部位的肌肉，並防止肌肉過度使用的傷害，如果日復一日，每天都做同樣運動，就可能會過度使用的風險。

怎樣叫拼盡全力了

有氧運動期間，要做到多快、多用力，取決於正在做的運動，還有自己身體的體適能力。有兩個簡單的方法可評估：最大心搏率計算和交談試驗。

‧ 最大心搏率計算法

這個公式可以計算人體的心搏率，以確認運動時，心搏所需要達到的次數。用220減去年齡，就是一個人概估最大心跳數，然後乘以想要的心搏率，通常是 60％ 到 80％ 之間，這取決於運動種類和強度。

以下是一個範例：如果年齡五十多歲，（220-50）=170，170*0.6=102，就是每分鐘 102 下（如果要 60％的話），如果乘以 0.8，則是每分鐘 136 下，所以 102 和 136 次，就是心搏率目標的下限和上限。

可以買一個便宜的心搏監視器，或是自己用手測量檢查。將一隻手的食指放在另一手手腕的橈動脈，或放在頸部喉部（氣管）旁邊的頸動脈。輕輕的壓住，就會感覺到脈搏。計算十五秒，再乘以 4，就是每分鐘的心搏數。

· 交談試驗

開始進行高強度訓練，不斷增加強度，直到訓練時，然後維持六十秒都不能講話。之後放慢到輕度或中等強度水平，讓自己運動的同時，還可以一邊說話，維持兩分鐘。然後開始另一個「激烈到無法同時說話的強度」之後，又回到可以一邊運動、一邊說話的強度循環。

▌永遠都要結合阻抗運動和有氧運動

不管投入多少時間到日常運動，重點是保持阻抗運動，和間隔有氧運動的比例在 2：1。此外，先做阻抗運動是很重要了一環。

以下，提供不同運動時間的比例參考：

· 總時間 15 分鐘 = 10 分鐘阻抗運動，5 分鐘有氧運動。

· 總時間 30 分鐘 = 20 分鐘阻抗運動，10 分鐘有氧運動。

· 總時間 45 分鐘 = 30 分鐘阻抗運動，15 分鐘有氧運動。

· 總時間 60 分鐘 = 40 分鐘阻抗運動，20 分鐘有氧運動。

· 總時間 90 分鐘 = 60 分鐘阻抗運動，30 分鐘有氧運動。

· 總時間 120 分鐘 =80 分鐘阻抗運動，40 分鐘有氧運動。

◆ 核心肌群運動

鍛鍊身體核心部位，也就是腹部和背部力量，可以增加腹部和背部的力量，同時提高柔軟度和平衡性。

每一組針對每個不同肌群，有一至四次的訓練，還有必要的重複次數，以得到和阻抗重量訓練同樣的燃燒效應。為了增加訓練效率和壓縮總時間，核心肌群運動，可以在上肢或下肢肌肉訓練完成後的六十秒休息時間進行。核心肌群運動，包括仰臥起坐、腹部蜷曲、抬腿，和腿部交叉等動作。

◆ 時間密集的訓練

有兩種額外作法，可以確實有效地增強肌肉力量，在塑身同時，也改善心血管健康：時間密集阻抗訓練，和阻抗有氧結合訓練。

1、時間密集阻抗訓練——

時間密集訓練，代表同時使用多個大肌群，還有最少的休息時間；例如，舉重超過頭頂，同時做深蹲。

這會增加 IL-6 和其它肌肉細胞因子的釋放，減少發炎，增加有益的乳酸燃燒，提高運動後的耗氧量，鍛鍊肌肉，強化代謝和荷爾蒙反應，並增加了脂肪代謝和減輕體重。

2、阻抗有氧結合訓練——

每一組原本應該休息的六十秒間，做一個令人無法喘息的阻抗訓練，或是有氧運動。

例如，完成一個上肢運動後，立即開始做另一個下肢運動，或需要大肌群的核心運動，或是較大的動作。這種急迫休息技巧，可以維持心搏率，提供更多的心血管和肌肉調節。（從某種意義上說，這時的阻抗重量運動，是作為有氧運動的一個調節形式。）

這和超級組很相似，沒有看起來正常的休息時間，但其實疲憊的肌肉還是有休息到，因為用的是其他部份的肌肉。

如果願意的話，可以在這一短暫的休息時間，簡單原地跑跳，做其他有氧運動。其他的短暫休息時間，可以練習包括手臂繞圈、握力練習，或是快速改變方向的移動練習。

◆ 水和 ABCT 能量奶昔

飲料，在整個 ABCT 運動計畫過程，都是至關緊要的一環。

有兩種類型的飲料，有其絕對必要性：普通的水和 ABCT 能量奶昔。

開始運動前，就要補充充足的水分，喝約 180CC 的水混合 10 克乳清蛋白，然後再開始運動。（除了乳清蛋白和水，此時胃囊需要淨空。）

水對於達到適當的細胞和肌肉功能，是必需品，所以運動的前中後都要喝水。飲水的量，取決於體型、環境溫度，以及運動的長度和強度。有個經驗法則，典型六十分鐘的運動時間，一般需要 720 至 960CC 或更多，而且每個運動組之間，應該喝至少 120cc 的水。如果在運動中變得口渴，就代表已經等了太久，而且已經脫水了。

至於乳清，它會提供蛋白和穀胱甘肽前體，增長肌肉、減少氧化壓力和發炎。乳清幫助 ATP（三磷酸腺苷）的生產最大化，提高肌肉的性能，增加肌肉質量，並減少肌肉疲勞。

ATP 是細胞的燃料，由人體細胞內粒腺體合成。ATP 的消耗，會減少肌肉的能量供應，降低肌肉強度，並引起疲勞。

建議在整個運動過程中，除了喝水以外，也補充像乳清蛋白、新鮮的橙汁、肉鹼、維生素 C、麩醯胺酸和 D- 核糖等的組合。在空腹狀態開始運動的話，運動過程中（而不是在運動開始前）補充某些類型的碳水化合物（糖），對脂肪氧化的影響不大。

以下是建議運動過程中，可以飲用的 ABCT 能量奶昔。

準備一個 720CC 的瓶子，裡面可以裝：

- 120~180CC 新鮮的橙汁，用 360CC 水稀釋。
- 30~40 克乳清蛋白粉末。
- 10 克 D- 核糖粉末。
- 2 克肉鹼酒石酸鹽粉末。
- 1 克麩醯胺酸粉末。
- 2 克維生素 C，作為緩衝之用。

將以上材料搖勻混合完成，在每組運動之間，喝上 120CC 的水和 60~120CC 的 ABCT 能量奶昔，還有五克藥丸型式的支鏈胺基酸（BCAA）。支鏈胺基酸包括亮胺酸、異亮胺酸和纈胺酸。

可以從優質的健康食品商店，買到乳清蛋白、左旋肉鹼、麩醯胺酸，和緩衝的維生素 C、D- 核糖和支鏈胺基酸，或者從著名的保健品公司訂購，確保買到最優質的產品。

以下是每種成分的好處：

- 橙汁——

提供葡萄糖形式的碳水化合物，提供運動時增加精力，保持正常的血糖。

- 乳清蛋白——

肌肉的胺基酸和蛋白質，加上穀胱甘肽，可以減少氧化壓力和發炎。

- D- 核糖——

可以立即生產 ATP，提供細胞和肌肉能量。

· 肉鹼——

　　幫助燃燒脂肪，藉由移動長鏈脂肪酸進入細胞，提供肌肉和心臟能量，是一個很好的抗氧化劑。

· 麩醯胺酸——

　　有助於增長肌肉。

· 維生素 C ——

　　幫助抑制皮質醇。

· BCAA ——

　　增加肌肉質量、提供胺基酸。

◆ **空腹運動（除了水和乳清以外）**

　　早上，在八至十二小時的空腹之後運動。（唯一例外是喝水和 ABCT 能量奶昔。）

　　許多人在運動前，會吃碳水化合物（包含葡萄糖），希望這些東西能提供能量。然而，這實際上減少了脂肪燃燒，也無益減重。

　　空腹時運動，比先吃碳水化合物，可以燃燒超過兩倍的脂肪，在空腹狀態下運動，的確會增加肌肉蛋白質的消耗。如果吃乳清蛋白的話，這種影響就可以被最小化。

　　運動的最佳效應，發生在當肝醣（就是葡萄糖在肌肉和肝臟的存儲形式）被耗盡時。肝醣耗竭，會觸發肌肉釋放 IL-6 的最大化，增加肌肉生長和脂肪燃燒，從肌肉內部和外部加速脂肪燃燒，加速減重。然後逐步的增加 IL-10，減少發炎，降低 IL-1 和 TNF-α，增加生產睪固酮和生長激素，改善胰島素阻抗，降低血糖和胰島素，並打造心血管、腦和其他器官，正向改變的環境。

事實上，空腹、高強度 ABCT 運動，可以燃燒更多存儲在肌肉纖維中，以及周圍的脂肪，俗稱肌內三酸甘油酯。

這些**肌內三酸甘油酯，對胰島素甚少反應，其惰性會減緩儲存脂肪的分解**。空腹運動會使胰島素降到極低，同時將 ABCT 運動計畫的荷爾蒙，和細胞因子的作用最大化。長時間低強度的運動，就沒有這些好處。

荷爾蒙反應

空腹作 ABCT 練習，只吃水和乳清，可以幫助：

- 睪固酮增加：促進肌肉生長，肌肉質量，肌肉協調與曲線，改善胰島素敏感性，降低血糖、糖尿病和心臟疾病的風險；加強能量和性慾，還能抗老化。男性和女性想要維持健康，都需要睪固酮。

- 生長激素增加：改善肌肉的生長，肌肉質量，肌肉協調與曲線；提高能量、增加幸福感，同時可抗老化。

- 胰島素降低：這是因為肌肉質量增加，提高胰島素敏感性的結果。（瘦肌肉佔人類胰島素敏感性，或阻抗性約 80％因素）。這意味著，胰島素能更好地工作，所以不用分泌太多。總之，這些變化有助於減少肌內三酸甘油酯，和肌外脂肪組織，同時降低心臟疾病和發炎的風險。

- 皮質醇降低：可以改善肌肉生長，降低膽固醇和血脂，降低血糖，並減少腹部區域脂肪。腹部脂肪與發炎、糖尿病、代謝症候群、胰島素阻抗、高血壓、高膽固醇、癌症、心臟疾病和中風，都有相關，因此減少腹部脂肪，是維持良好健康的重要關鍵。

◆ 舉重和休息

越是激烈的運動，受益越多。

用力做舉重，到達感受強烈的灼熱感，直至肌肉疲勞頂點，且直到一次都做不動。這就是身體機能和代謝耗盡的最高點，這會觸發荷爾蒙和細胞因子分泌。完成運動後休息六十秒，等待肌肉恢復最佳功能，但是不要等太久，否則沒有好處。

尤其是在開始的時候，如果中間沒有幾次三秒鐘的休息，以便體能恢復的話，根本沒有辦法做到要求的次數與重量。通常情況下，休息三秒鐘，可以讓人進行下一個五次練習。最終，當變得更為習慣了，休息三秒鐘需求則會逐漸減少。

◆ 利用交叉訓練，進行每日運動

對一般人來說，每天運動提供了最大好處，一週七天都保持運動更佳。如果真的需要的話，休息一天並無妨。

交替更換有氧運動，和阻抗運動的類型，是很重要的一環，這樣可以提供肌肉纖維修復和恢復的時間，不致於過度傷害它們，如此還能預防肌肉變得習慣於每天的相同練習。

交叉訓練，就是交替有氧運動。例如，可能輪流跑步、騎自行車和游泳。這也可以應用於阻抗練習上，比如說上肢運動與下肢運動間隔進行，核心肌群則是每天針對不同部位運動。每天選擇總共兩三個的上身、下身和核心肌肉群，確保選擇不同天運動、不同部位。

┃ 早上是最好的時間

早晨運動是最好的，因為經歷了八至十二小時的空腹。

這會製造最大量最優質的乳酸，令肌肉燃燒、肝醣耗竭，並釋放 IL-6，使荷爾蒙達到最佳平衡等，也能減少發炎，對整體健康有益。

早晨運動，不僅對身體生理更好，往往在心理層面上更佳。如果要等到下午才開始運動，往往會找藉口，不管是太累，還是想要吃零食，來代替運動。

◆ 呼吸

運動過程中，要正確呼吸，以確保供應細胞充足的氧氣，還有除去二氧化碳，並防止乳酸堆積。

千萬不要屏住呼吸，運動時配合動作，用鼻子深深吸氣，並用嘴深深呼氣。

例如，作臥推的時候，當舉起槓鈴時，用嘴深呼氣，然後放下槓鈴時，用鼻子深吸氣。有節律的呼吸，可以改善協調性，保持低脈搏和血壓、減少疲勞。深呼吸還有助放鬆，增進副交感神經強度，可以對穩定脈搏、血壓，而且幫助改善心悸等情況。

ABCT 運動之後

一旦完成 ABCT 運動，享受一杯含有優質蛋白質、複合碳水化合物、Omega-3 脂肪酸，和單元不飽和脂肪酸的均衡營養早餐。

讓身體填飽巨量營養素、微量營養素、礦物質、維生素和抗氧化劑，有助於增加肌肉質量，改善整體肌肉性能，還有心血管系統。

下面列舉一些「後 ABCT」的早餐食品：

- 全穀類加全脂牛奶，加入生燕麥，還有小麥胚芽。
- 半杯的新鮮藍莓、覆盆子、黑莓，和草莓。如果想要的話，還可以加入香蕉或其他水果搭配。
- 180CC 鮮橙汁，或其他新鮮果汁，如石榴、葡萄、葡萄柚，或是橘子、柚子等。

- 煙燻鮭魚配檸檬汁、酸豆、辣椒醬和胡椒等。

- 全麥吐司配 Omega-3 人造黃油，和生蜂蜜。

- 一兩顆雞蛋。

- 全脂低糖份的優格，搭配水果及堅果。

如果不食用鮭魚的話，可以試試鮪魚或其他冷水魚類，有機肉類的瘦肉（野牛、麋鹿、鹿肉、牛肉）、有機雞、有機火雞等都可行。

其他水果和果汁，也可以找替代物。關鍵是混合搭配高品質的蛋白質、複雜和簡單碳水化合物，以及良好的脂肪。

● 解碼運動改變基因的能力 ●

骨骼肌，是會分泌荷爾蒙的器官，可以製造各種各樣的荷爾蒙，和其他與身體交互作用的物質，影響人體健康。

運動可以增加肌肉的代謝能力，並提高其分泌這些物質的能力。同時能改變基因表達的方式，也就是說，適當的運動可以開啟和關閉基因，以調節細胞的功能。幾乎所有的運動，對基因的影響，都有益於提高健康各個層面。

最明顯的變化是肌肉本身，其中的基因表現，就是促使肌肉變得更為強大。但是，這只是其中的冰山一角，一項研究發現，運動改變了多達四百多種基因表現，包括：

- 提高能量代謝，減重的同時還能提高能量水準。

- 改善胺基酸和蛋白質的積累。

- 提高紅血球的製造。

- 降低蛋白質的裂解，維持細胞、肌肉、組織，器官和皮膚的健康。

· 減少動脈和整個身體的發炎。

· 降低氧化壓力，和自由基對細胞的傷害。

運動的類型，影響著基因的作用。例如，**有氧運動增加粒腺體生成，轉換快肌纖維到慢肌纖維，提高食物代謝營養物質，變為能量的能力；而阻抗運動，則提高收縮蛋白的合成，增強肌肉，改善肌肉強度和收縮力。**

除此之外，運動可以提高身體所有血管內皮細胞的健康。藉由改變動脈壁上的受力（包括剪力和壓應力），引發內皮細胞功能和結構的變化。這些良好的變化，包括增加一氧化氮的製造，提高粒腺體生成，降低發炎和氧化壓力，打開動脈，降低血壓，以及降低動脈粥狀硬化。

這些功用，使得運動才是真正的「青春之泉」。

ABCT 入門：訓練時間表和說明

本部分包含不同的訓練計畫，從初學者到專業，幫助如何開始進行 ABCT。

後面還有一些 ABCT 阻抗運動的簡要說明，不過永遠要記住這些規則：

· 每週計畫，要包含交替的阻抗運動（編號 1-4）。

· 改變有氧運動的類型；例如，一天游泳，一天跑步，然後第三天騎自行車。

· 阻抗運動做完，再做有氧運動。

· 針對上半身、下半身、核心肌群、柔軟度，還有平衡運動，永遠遵循 ABCT 內建議的正確數量。例如，施作

ABCT 1，每項運動各做一組；ABCT 2，每個運動作兩組；到 ABCT 3，每個練習做三組，依此類推。

- 依照自己的目標和時間，訂定自己的運動計畫。如果想練成更多的肌肉，做 ABCT 1、2、5 或 ABCT 1、2、3、5。如果目標是肌肉協調和塑身，做 ABCT 2、3 和 4。如果都想要擁有，那就是 ABCT 1-5。

◆ ABCT 訓練計畫時間表

對於所有 ABCT 訓練計畫來說，有些是特定的運動，如推胸。其他則是一般的練習，如「肱二頭肌」可以從各種各樣動作中選擇，只要動作有用到選定的肌肉群（胸部、背部、肩部、手臂或腿）。可參見五個肌肉群的練習列表，在 184~192 頁。

第一週：初級 # 1，採用 ABCT 1

1、10 分鐘阻抗訓練：用能舉起的最大重量，重複做 12 次，每種運動作 1 組。

- 2 種上肢練習：1 組肱二頭肌，1 組肱三頭肌。
- 2 種下肢練習：1 組深蹲，1 組弓步。
- 1 種核心肌群練習：25~50 次以上的仰臥起坐，直至最大灼熱感。

2、有氧運動 5 分鐘。

第一週：初級 # 2，採用 ABCT 1

1、10 分鐘阻抗訓練：用能舉起的最大重量，重複做 12 次，每種運動作 1 組。

- 2 種上肢練習：1 組胸部，1 組肩部。
- 2 種下肢練習：1 組坐式蹬腿，1 組大腿後肌推蹬。
- 1 種核心肌群練習：仰臥起坐直至最大灼熱感。

2、有氧運動 5 分鐘。

第一週：初級 ＃ 2，採用 ABCT 1

1、10 分鐘阻抗訓練：用能舉起的最大重量，重複做 12 次，每
　　種運動作 1 組。

- 2 種上肢練習：1 組前臂，1 組肩部。
- 2 種下肢練習：1 組配重深蹲，1 組弓步。
- 1 種核心肌群練習：抬腿。

2、有氧運動 5 分鐘。

第一週：初級 ＃ 4，採用 ABCT 1

1、10 分鐘阻抗訓練：用能舉起的最大重量，重複做 12 次，每
　　種運動作 1 組。

- 2 組上肢練習：1 組反向二頭肌捲曲，1 組下拉背部運動。
- 2 組下肢練習：1 組坐式蹬腿，1 組大腿後肌推蹬。
- 1 組核心肌群：抬腿交叉。

2、有氧運動 5 分鐘。

第二週：初級 ＃ 1，採用 ABCT 1、2

1、20 分鐘阻抗訓練：用能舉起的最大重量，重複做 12 次，然
　　後最大重量的 75% 做 18 次。

- 3 種上肢練習：1 組胸部推舉，1 組肱二頭肌，1 組肱三
　頭肌。
- 2 種下肢練習：1 組深蹲，1 組弓步。
- 1 種核心肌群練習：仰臥起坐。

2、有氧運動 10 分鐘。

第二週：初級 # 2，採用 ABCT 1、2

1、20 分鐘阻抗訓練：用能舉起的最大重量，重複做 12 次，然後最大重量的 75％ 做 18 次。

  ・3 種上肢練習：1 組胸部推舉，1 組肱二頭肌，1 組肩肌。

  ・2 種下肢練習：1 組弓步，1 組大腿後肌推蹬。

  ・1 種核心肌群：捲腹練習。

2、有氧運動 10 分鐘。

第二週：初級 # 3，採用 ABCT 1、2

1、20 分鐘阻抗訓練：用能舉起的最大重量，重複做 12 次，然後最大重量的 75％ 重複做 18 次。

  ・3 種上肢練習：1 組肩部平舉，1 組肱二頭肌，1 組前臂。

  ・2 種下肢練習：1 組深蹲加舉重，1 組腿部四頭肌推蹬。

  ・1 種核心肌群：抬腿（變化高度）練習。

2、有氧運動 10 分鐘。

第二週：初級 # 4，採用 ABCT 1、2

1、20 分鐘阻抗訓練：用能舉起的最大重量，重複做 12 次，然後最大重量的 75％ 重複做 18 次。

  ・3 種上肢練習：1 組肱二頭肌，1 組下拉式練習，1 組胸肌。

  ・2 種下肢練習：1 組弓步加舉重，1 組深蹲。

  ・1 種核心肌群：腿部剪刀式交叉練習。

2、有氧運動 10 分鐘。

第三週：中級 # 1，採用 ABCT 1、2、3

1、30分鐘阻抗訓練：用能舉起的最大重量，重複做 12 次，然後最大重量的 75% 做 18 次，然後最大重量的 50% 做 24 次。

- 3種上肢練習：1組肱二頭肌，1組胸肌，1組肱三頭肌。
- 3種下肢練習：1組弓步，1組深蹲，1組腿部四頭肌推蹬。
- 2種核心肌群：仰臥起坐、抬腳練習。

2、有氧運動 15 分鐘。

第三週：中級 # 2，採用 ABCT 1、2、3

1、30分鐘阻抗訓練：用能舉起的最大重量，重複做 12 次，然後最大重量的 75% 重複 18 次，然後最大重量的 50% 重複 24 次。

- 3種上肢練習：1組肱二頭肌，1組肩肌，1組下拉式練習。
- 3種下肢練習：1組弓步，1組深蹲加舉重，1組大腿後肌推蹬。
- 2種核心肌群：腿部剪刀式交叉練習、捲腹練習。

2、有氧運動 15 分鐘。

第三週：中級 # 3，採用 ABCT 1、2、3

1、30分鐘阻抗訓練：用能舉起的最大重量重複做 12 次，然後最大重量的 75% 重複 18 次，然後最大重量的 50% 重複 24 次。

- 3種上肢練習：1組前臂，1組肩肌加上平舉，1組胸肌。
- 3種下肢練習：1組弓步加舉重，1組腿部四頭肌推蹬，1組大腿後肌推蹬。
- 2種核心肌群：仰臥自行車，加手肘碰膝蓋練習、球式捲動加地板伸展練習。

2、有氧運動 15 分鐘。

第三週：中級 # 4，採用 ABCT 1、2、3

1、30 分鐘阻抗訓練：用能舉起的最大重量`,重複 12 次，然後最大重量的 75％重複 18 次，然後最大重量的 50％重複 24 次。

　　• 3 種上肢練習：1 組前臂，1 組肱二頭肌，1 組肱三頭肌。

　　• 3 種下肢練習：1 組深蹲，1 組大腿後肌推蹬，1 組腿部四頭肌推蹬。

　　• 2 種核心肌群：抬腿、仰臥起坐。

2、有氧運動 15 分鐘。

第四週：高級 # 1，採用 ABCT 1、2、3、4

1、40 分鐘阻抗訓練：用能舉起的最大重量，重複 12 次，然後最大重量的 75％重複 18 次，然後最大重量的 50％重複 24 次，然後最大重量的 25％重複 50 次。

　　• 4 種上肢練習：1 組肩肌，1 組肱二頭肌，1 組肱三頭肌，1 組肩肌與斜方肌。

　　• 3 種下肢練習：1 組深蹲，1 組大腿後肌推蹬，1 組腿部四頭肌推蹬。

　　• 2 種核心肌群：抬腿、仰臥起坐。

2、有氧運動 20 分鐘。

第四週：高級 # 2，採用 ABCT 1、2、3、4

1、40 分鐘阻抗訓練：用能舉起的最大重量，重複 12 次，然後最大重量的 75％重複 18 次，然後最大重量的 50％重複 24 次，然後最大重量的 25％重複 50 次。

　　• 4 種上肢練習：1 組下拉式練習，1 組反手肱二頭肌，1 組前臂，1 組胸肌。

　　• 3 種下肢練習：1 組深蹲，1 組弓步，1 組腿部四頭肌推蹬。

　　• 2 種核心肌群：腿部剪刀式交叉練習、仰臥起坐。

2、有氧運動 20 分鐘。

第四週：高級 # 3，採用 ABCT 1、2、3、4

1、40 分鐘阻抗訓練：用能舉起的最大重量，重複 12 次，然後最大重量的 75％ 重複 18 次，然後最大重量的 50％ 重複 24 次，然後最大重量的 25％ 重複 50 次。

- 4 種上肢練習：1 組肩肌，1 組胸肌，1 組肱三頭肌，1 組反手二頭肌。
- 3 種下肢練習：1 組深蹲加舉重，1 組弓步加舉重，1 組大腿肌。
- 2 種核心肌群：自行車式訓練、單腿伸展。

2、有氧運動 20 分鐘。

第四週：高級 # 4，採用 ABCT 1、2、3、4

1、40 分鐘阻抗訓練：用能舉起的最大重量，重複 12 次，然後最大重量的 75％ 重複 18 次，然後最大重量的 50％ 重複 24 次，然後最大重量的 25％ 重複 50 次。

- 4 種上肢練習：1 組前臂，1 組肱二頭肌，1 組下拉式運動，1 組肩肌與斜方肌。
- 3 種下肢練習：1 組深蹲加舉重，1 組弓步加舉重，1 組腿部四頭肌推蹬。
- 2 種核心肌群：抬腿、仰臥起坐。

2、有氧運動 20 分鐘。

第五週以後，採用 ABCT 1、2、3、4、5

1、60~80 分鐘阻抗訓練：用能舉起的最大重量，重複 12 次，
然後最大重量的 75％ 重複 18 次，然後最大重量的 50％ 重
複 24 次，然後最大重量的 25％ 重複 50 次，再重複 12 次
最大重量。

- ・5~6 種上肢練習（以下任選）：二頭肌捲曲，上肩上拉，
  肱三頭肌，反手二頭肌捲曲，肩部，前臂／手腕捲曲／伸
  展，下拉運動，反手前臂捲曲，頸部運動。
- ・3~4 種下肢練習（以下任選）：深蹲，大腿後肌推蹬，弓
  步，腿部四頭肌推蹬。
- ・2~3 種核心肌群（以下任選）：抬腿，仰臥起坐，球式捲
  曲，單腿伸展，雙腿伸展，腳剪刀十字架。

2、有氧運動 30~40 分鐘。

五個肌肉群練習列表

◆ 胸部練習：

▌伏地挺身——

以手和腳趾著地，把自己用成平板的姿式（或稱棒式），
雙手與胸部對齊，手指向前伸直，兩手間距要比肩寬更寬一點。
腹部收縮，臀部收緊不要上翹，與背部成一直線。

要運用不同區域的肌肉時，雙手可進一步分開（使用較多
胸肌），或是更靠近點（使用較多肱三頭肌）。

- ・ 主要鍛鍊肌肉：胸肌。
- ・ 次要鍛鍊肌肉：肱三頭肌、肩肌。

▌舉重（臥推）練習——

和伏地挺身同樣，只是是躺在凳子上將啞鈴往上推，而不

是抬高身體。可以用啞鈴、槓鈴，或健身機。也可以在傾斜或下斜的姿勢作。

- 主要鍛鍊肌肉：胸肌。
- 次要鍛鍊肌肉：肱三頭肌、肩肌。

▍雙槓撐體——

最好用可以讓身體離地的雙槓。在起始位置，雙腿下垂，身體微微傾斜向前，手臂完全伸直。動作時肘部彎曲，雙臂降低讓身體向下，再抬高身體伸直手臂回到起始位置。

- 主要鍛鍊肌肉：胸肌。
- 次要鍛鍊肌肉：肱三頭肌、肩肌。

▍啞鈴飛胸動作——

可以使用任一啞鈴或擴胸器材。躺在長椅上，手臂向兩側展開，然後往胸部併攏，雙臂伸直。手肘在整個動作期間，保持略微彎曲以免受傷。雙臂章開時，有拉伸作用，雙臂在胸前併攏時有良好的擠壓作用。

- 主要鍛鍊肌肉：胸肌。
- 次要鍛鍊肌肉：前三角肌。

▍滑輪飛胸動作——

利用拉力器，用雙手握持手柄，成弓箭步微微前傾，手臂與背部拉伸，肘部微微彎曲。然後雙臂向前拉，直到在胸前碰觸。

- 主要鍛鍊肌肉：胸肌。
- 次要鍛鍊肌肉：前三角肌。

◆ 背部練習

▍背肌划船——

用啞鈴（一個或兩個）、槓鈴，或健身器材都可以。面朝下趴在長凳上，用雙臂向下垂伸直抓住啞鈴或槓鈴等，目標是朝身體拉向上。這可以有許多種變化型，其中包括使用滑輪拉力器，或是趴在長凳上的單臂版本。

- 主要鍛鍊肌肉：闊背肌、菱形肌、斜方肌。
- 次要鍛鍊肌肉：肱二頭肌、三角肌後部。

▌仰臥拉舉——

仰躺在長凳上，手臂伸出超過頭部向下持啞鈴。保持手臂併攏，手肘微微彎曲，從頭部劃弧上提，然後回到起始位置。這個項目通常使用一個啞鈴，不過使用槓鈴或兩個啞鈴都行。

- 主要鍛鍊肌肉：闊背肌。
- 次要鍛鍊肌肉：三頭肌、胸肌。

▌滑輪下拉——

使用滑輪拉力器，坐在板凳上，握住把手從上胸部，或上背部的頂部往下拉。

- 主要鍛鍊肌肉：闊背肌。
- 次要鍛鍊肌肉：肱二頭肌。

▌狄克森——

使用滑輪拉力器或是多功能訓練器。開始時手臂往身體前方伸直，高度略微超過額頭。抓住垂直的把手，保持手臂平直，肘部微微彎曲與肩同寬（或更寬一點也行），往下拉到胯部附近。

- 主要鍛鍊肌肉：闊背肌。
- 次要鍛鍊肌肉：肱三頭肌、

▌引體向上——

就是拉單槓。如果真的拉不起來，可以藉用輔助的器材。

- 主要鍛鍊肌肉：闊背肌。

- 次要鍛鍊肌肉：肱二頭肌。

▌ 啞鈴聳肩——

站立握住槓鈴，雙手自然下垂，然後聳肩，就是肩膀往自己的耳朵提高。過程中，雙臂保持平直向下。

- 主要鍛鍊肌肉：斜方肌。
- 次要鍛鍊肌肉：無，或輕微的肩肌。

◆ 肩部練習

▌ 肩部推舉——

這個練習動作，是在頭部上方舉起重物。用啞鈴或槓鈴，或拉力器都可以。此外，手的位置可以變化。如果使用槓鈴或拉力器，手可以靠攏一點或遠離一點都行。如果使用啞鈴，手可朝外擴或靠近一點或劃弧都行。

- 主要鍛鍊肌肉：三角肌。
- 次要鍛鍊肌肉：肱三頭肌。

▌ 手臂橫向平舉——

手持啞鈴，雙臂自然垂下到身體兩側，略在身體的前方。手臂平舉到肘尖與肩同高，然後緩慢降回原位置。練習時肘部彎曲角度越小，那難度就會增加越多。肘部完全彎曲，對肩關節來說比較容易，也更安全。

- 主要鍛鍊肌肉：側三角肌。
- 次要鍛鍊肌肉：斜方肌。

▌ 手臂前向平舉——

類似於橫向平舉，使用啞鈴或槓鈴。雙臂在身體前方筆直向下。手臂往前垂直提高，直到略高於肩。

- 主要鍛鍊肌肉：前三角肌。

- 次要鍛鍊肌肉：斜方肌、胸肌。

┃ 前俯飛鳥──

使用啞鈴，身體靠在腿上，坐著或俯身站立膝蓋彎曲都行。腹肌保持水平向下，慢慢往後上提拉到身體側面，過程保持在肘部略微彎曲。

- 主要鍛鍊肌肉：後三角肌。

- 次要鍛鍊肌肉：菱形肌。

┃ 直立划船──

使用槓鈴或兩個啞鈴。開始時手臂下垂啞鈴放在身體前面，手掌朝內。往上拉到略低於下巴，過程中肘部要保持在高點。

- 主要鍛鍊肌肉：前三角肌。

- 次要鍛鍊肌肉：斜方肌。

◆ 手臂訓練

┃ 手臂彎舉──

這項動作是握住啞鈴彎曲手臂，朝肩膀抬起。這個可以使用啞鈴、槓鈴，或多功能健身器材；可以站或坐；手掌朝內，或舉起時轉動手腕。

- 主要鍛鍊肌肉：肱二頭肌。

- 次要鍛鍊肌肉：前三角肌。

┃ 肱三頭肌伸展──

和上一個動作相反，這個動作是從彎曲的手臂伸直，然後回到彎曲狀態。如果使用的是啞鈴，可以靠在椅子上用一隻手撐住自己，拿著啞鈴手臂高舉過頭，手肘彎曲成 90 度角。保持上臂不動，手臂舉起啞鈴向後向上舉動。這也可以使用滑輪拉力器來做。

- 主要鍛鍊肌肉：肱三頭肌。
- 次要鍛鍊肌肉：肩肌、闊背肌。

▌後撐練習——

有點類似單槓，不過是利用長椅支撐上身，腳放在地面上。雙手撐住身後的長椅上邊，手心向下，支持自己的體重，臀部差不多剛剛好接觸到長椅，雙腿往前伸直平放於地，腳後跟放在地板上。手指併攏向前。然後雙臂彎曲，做身體抬降運動。

- 主要鍛鍊肌肉：肱三頭肌。
- 次要鍛鍊肌肉：肩肌、胸肌。

◆ 腿部練習

▌深蹲——

這個練習的動作是深蹲然後站起來，過程中可以持啞鈴。從站立位置開始，向後推臀部肌肉進行深蹲，就像要在椅子上坐下的動作，直到形成深蹲的姿勢，然後慢慢站起到站立姿勢。上身微微傾斜向前，腳趾尖指向正前方，雙腳與肩同寬或稍寬。這個練習可以將槓鈴扛在肩上，可使用深蹲機、史密斯機、哈克深蹲機，或是史密斯球等。

- 主要鍛鍊肌肉：四頭肌、臀肌、大腿肌。
- 次要鍛鍊肌肉：背部。

▌腿部推蹬——

類似臥推，不過是用腿，而不是胸部肌肉。坐（或躺）在大腿推蹬機上，膝蓋朝胸部彎曲，然後雙腿用力推蹬，直到雙腿伸直但不完全挺直，膝蓋要稍微彎曲。

- 主要鍛鍊肌肉：股四頭肌、臀肌、大腿後側肌群（膕旁肌）。
- 次要鍛鍊肌肉：背部。

▌腿部伸展——

使用大腿伸展機，大腿和腳踝頂住伸展機的橫桿。腿與腳以弧形抬升，推桿向上升起，直到雙腿在身體的前方伸直。

- 主要鍛鍊肌肉：股四頭肌。
- 次要鍛鍊肌肉：無，或輕微髖部動作。

▌曲腿練習——

動作方向與上一個剛好相反，臉朝下趴在軟墊長椅上，雙腿伸直，阿基里斯腱頂住橫桿。腳跟朝向臀部彎曲推動橫桿，直到膝蓋彎曲。

- 主要鍛鍊肌肉：大腿肌。
- 次要鍛鍊肌肉：無，或輕微腰部動作。

▌小腿上提——

這個動作是踮腳尖（抬腳跟）運動。可以用各種方式，最簡單的就是直立站好，雙腳平放在地面上，手握啞鈴，踮起腳尖，然後回到直立站姿。

- 主要鍛鍊肌肉：小腿肌。
- 其他的好處：全身穩定。

▌弓步——

就是弓箭步，類似武術訓練，但後腿不用打直。從直立開始，上身保持直立，向前弓箭步。後腿膝蓋彎曲，直到前腿膝蓋形成 90 度角。這個動作有許多變化，包括弓步同時上下移動、雙腿弓步互換，還有弓步的步行。也可以配合啞鈴、槓鈴，或是史密斯機等來做。

- 主要鍛鍊肌肉：臀肌、四頭肌、大腿肌。
- 次要鍛鍊肌肉：腰背、外展肌群、內收肌群。

▍踏凳——

身體雙側持啞鈴或背部扛槓鈴，在矮凳上下踏步（確保矮凳穩固安全）。可以一次重複一條腿，或是兩腿輪流交替。

- 主要鍛鍊肌肉：臀肌、大腿肌、股四頭肌。

- 次要鍛鍊肌肉：腰背、外展肌群、內收肌群。

▍外展肌群與內收肌群協調——

這要配合器材，運動大腿的內側與外側。配合腿部外彎機，與腿部內彎機，分別運動大腿外側（外展肌群）和大腿內側（內收肌群）。

- 主要鍛鍊肌肉：外展肌群與內收肌群。

- 次要鍛鍊肌肉：無。

▍硬舉——

使用啞鈴或槓鈴。先採蹲姿，臀部向後，上身向前傾，腳尖朝前。背部保持平直，不可彎曲。抓住在地板上的槓鈴然後站起來，只用雙腿力量，雙手只要握住槓鈴即可。垂直站立之後，以相同的方式回到原姿勢。

- 主要鍛鍊肌肉：斜方肌、闊背肌、豎脊肌、臀肌、大腿肌、四頭肌，和腰肌。

ABCT 摘要

- 空腹八到十二小時後的早上運動。

- 開始熱身或做任何運動之前喝六盎司的水混合十克乳清蛋白。

- 熱身五分鐘。

- 依據目前的運動能力，時間規劃，期望強度進行 ABCT 的阻抗運動。挑選 ABCT 1、2、3、4 或 5，搭配不同的混合組，以實現自己健身的目標。做高強度運動，直到肌肉灼熱感。每天輪換運動不同的肌群，還有核心肌群練習。

- 每次運動兩個或三個上半身與下半身肌肉群，並增加次數，規畫的強度和訓練時間。做兩三個柔軟度，和平衡度的核心肌群練習。

- 十幾分鐘的阻抗運動後，還有每組運動之間，都要補充60~120cc 的 ABCT 能量奶昔。先喝這個，然後喝 120cc 的水。

- 除非是做超級組，不然每組之間休息時間六十秒。

- 如果需要的話，進行每個動作之間可休息三秒鐘，以恢復肌肉疲勞。

- 完成阻抗運動後，再作有氧運動，用交叉訓練的方式。

- 維持阻抗與有氧運動 2：1 的比例。

- 每天運動，但如果有必要，每週休息一天沒關係。

- 壓縮運動時間，增加運動強度，可以利用六十秒休息時間，做核心肌群或其他低強度的練習。也可以用核心肌群練習，作為阻抗運動的一部分。

- 運動後吃建議的早餐。

第 **12** 章

心臟病治療，
應該有新的選擇

是時候知道最新、最完整，具有科學根據分析來處理心臟問題了。

只檢查五大危險因子是不夠的，簡單的數字可能誤判健康狀況，導致不必要的治療或錯誤治療，或是誤以為心臟健康狀況良好，因此錯過治療時機。

> 研究顯示，數以百計的風險因子，會導致內皮
> 細胞功能失調，最終形成冠心症。
>
> 「整合心血管疾病防治計畫」是目前所知，唯
> 一個整合了標準、傳統醫學和補充醫學，保
> 護心血管系統的方案，同時包含正確飲食和補
> 充品、改變基因能力的運動等。

　　這本書多元豐富的內容，涵蓋程度遠遠超過單一主題，但
是要闡述的基本觀念很簡單：

- 關於冠心症，過去只知道五大風險因素的迷思，讓人誤
  以為只要擔心五大風險即可，而且如果有其中一種狀況
  發生，就好像按下了警報按鈕。

　　本書揭露這些危險因素中的細節，以及心臟和血管健康的
真實狀態，從而預測冠心症的風險，以及如何採取最有效的預防
和治療策略。

- 高膽固醇、高血壓、糖尿病、肥胖和吸菸，肯定對健康
  沒有好處，但真正的問題，在於那些形成冠心症的潛伏
  因子，像是發炎、氧化，和免疫功能失調所導致的內皮
  細胞功能失調。

- 只檢查五大危險因子是不夠的，簡單的數字可能誤判健
  康狀況，導致不必要的治療或錯誤治療，或是誤以為心
  臟健康狀況良好，因此錯過治療時機。

- 研究顯示，有數以百計的風險因子，會導致內皮細胞功
  能失調，最終形成冠心症。

- 不幸的是，內皮細胞應付數量龐大的損傷因子，這個機
  制是有限的。而且它們都可能導致內皮細胞功能失調，

然後造成越來越多的發炎、氧化壓力和自體免疫功能失調，這將觸發內皮細胞，和心血管系統問題的惡性循環。

- 早期的功能變化，最終會導致心臟和動脈的結構變化。這表示越早識別風險因子和其產生的變化，再加以積極的檢測心血管，並做出適當的治療，越能有效打擊冠心症。

想要正確預防冠心症，重點在於預防，而不是干預。

我見過太多病人過早使用處方藥、錯誤用藥或不當劑量，導致身體更為惡化，或是因為藥物間不良的交互作用，藥物的錯誤組合，以及藥物抵銷了營養素的功用等，甚至引發新的症狀或疾病。

我也見過有人雖然拿到「健康」的身體報告，不久卻罹患心絞痛、心臟衰竭、心臟病發作或中風，可怕的結果，往往是直接送往醫院或太平間。

是時候知道最新、最完整，具有科學根據分析來處理心臟問題了。

要做到這點的唯一方法，就是深入了解越來越多的風險因子和預測因素，是如何大大超越五大因素的程度。

可能需要說服醫生，採用比標準膽固醇或心臟檢驗更多的檢查，這絕對值得自費檢查，因為它將完整保障你的健康。

對於一個明智的治療者而言，他會善用每一種可行的方法。

整合性醫療，會是最好的方式，像是進行早期、積極、非侵入性，或必要時侵入性的心血管系統檢查，然後採用最好的整合性醫療、適當的生活方式、營養素，並且配合補充營養品、運動、體重管理、禁菸，同時適當的使用藥物。

如果患有心血管疾病，或是任何心臟和血管系統的其他問題，希望你能向醫生談談整合心血管疾病防治計畫。

這是目前所知，唯一一個整合了標準、傳統醫學和補充醫學，保護心血管系統的方案，同時包含正確飲食和補充品、改變基因能力的運動等。

我已長期施行在臨床患者身上，都能獲得最好的成果，希望與更多朋友分享。

信仰靈藥

最後，我想補充關於宗教信仰和提升靈性這部份。

超過三百多篇的研究顯示，宗教信仰、靈性、祈禱、信念是強而有力的治療方式。

有了宗教或靈性力量的連結，似乎能朝向積極的方式重新安置身體。無從探查原因的機制，無疑與運動和基因的效果，非常相似。隨著宗教信仰、靈性、禱告和信念，激發人們的美好感受，有助提升體力、腦力，還有身心靈的健康。

總而言之，宗教和信仰的好處有：

- 預防和治療心血管疾病、心臟病發作、中風、高血壓、癌症，和其他許多致殘和威脅生命的疾病。
- 嚴重的疾病或手術後，能快速恢復，且無併發症。
- 更長壽。
- 平靜面對絕症和死亡。
- 可抵抗或減少憂鬱、焦慮，和其它形式的精神病。
- 避免上癮，或可以戒除上癮。
- 保持愉快，而充實的婚姻和家庭生活。
- 尋找生活的意義和目的。

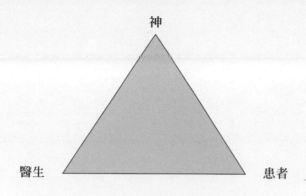

「親愛的上天，把祢的恩膏、祝福和癒合能力，
呈現在這個醫療中治療我們。」

圖三：治療的三位一體

建立一個信念，相信有一個強大的祂會愛你，並提供工具，協助面對隨之而來的生活問題，同時砥礪生活，改善人生。

我堅信——信仰的力量，會引導每一個醫療。這裡傳達有關「治療三位一體」的信念：由上天（或更高的靈）、病人和醫生組成的心靈治療。（參見圖三）

上天既給了我們可以努力維持健康的工具，也派了醫生協助我們，那麼就讓自己將治療引導到最好的結果吧！

祝福各位健康和幸福。

附錄 **7**

心血管的
主要危險因子

　藉由優良實驗室進行完整詳盡的生理檢查，還有各種新的心血管檢查，可以清楚了解每個人的獨特狀況。

人們常常問我，能不能列出心血管疾病的前十大危險因素。

藉由優良實驗室進行完整詳盡的生理檢查，還有各種新的心血管檢查，可以清楚了解每個人的獨特狀況。其他檢驗尚包括症狀、完整病歷、過往醫療狀況、家族病史、用藥和補充品的歷史、社交狀況等，同時評估菸酒習慣、咖啡因攝入量、營養狀況、運動狀況、過敏體質，和手術和住院歷史。

某些症狀和實驗室研究結果，的確和冠心症有著非常密切的相關性，甚至在部份高風險的患者上得到驗證。

有些是顯而易見的問題，有些則是不免令人感到驚訝，以下列出前排名前二十的清單，提供參考：

1、血管內皮細胞功能失調。

2、氧化壓力增加，或缺乏氧化防禦。

3、血脂異常，包含血脂的細分類、顆粒大小和數量。

4、高敏感度 C 反應蛋白和發炎增加。

5、同半胱胺酸升高。

6、高血壓。

7、年齡。

8、遺傳基因。

9、心臟掃描呈現的鈣化。

10、缺乏荷爾蒙。

11、糖尿病、高血糖，還有胰島素增加。

12、甲狀腺機能減退，或無臨床症狀的促甲狀腺激素增加。

13、重金屬含量增加。

14、缺乏運動。

15、睡眠不足。

16、維生素 K 和維生素 D 含量低。

17、左心室肥厚。

18、微量白蛋白尿（microalbuminuria）或腎臟疾病（微量白蛋白尿，是指腎臟洩漏少量的白蛋白到尿液中，已證實與冠心症有關，特別是糖尿病患者）。

19、肥胖。

20、吸菸。

同半胱胺酸和
一氧化氮

今天我們才了解到，高同半胱胺酸血症（就是血中半胱胺酸升高）會提高各種疾病的風險。

高同半胱胺酸血症，透過破壞動脈血管內健康的生化環條件，導致病蟲橫生的問題環境。

存在於血液中的同半胱胺酸,是由身體所製造的胺基酸。

但是,不像許多其他的胺基酸被合成蛋白質,同半胱胺酸作為訊息,傳遞指令,直接影響內、動脈和整個心血管系統的運作。

假使同半胱胺酸過高,會改變動脈內的環境,營造動脈疾病的溫床。

同半胱胺酸不能長時間保存,產生不久後,在葉酸、維生素 B_6 和 B_{12} 的作用之下,很快就會分解成兩種其他胺基酸——甲硫胺酸和半胱胺酸。如果這些維生素不足,就無法完全分解同型半胱胺酸,將造成血中同半胱胺酸的量升高,可能造成危險。

早在六〇年代,基爾默麥卡利(Kilmer McCully)博士就指出,孩童的身體中若具有大量同半胱胺酸的遺傳傾向,他們會處於嚴重動脈粥狀硬化,和早死的高風險。直到二十多年後的今日,同半胱胺酸與成人的心臟疾病、中風和血栓之間的關聯性,才被確認。

今天我們才了解到,**高同半胱胺酸血症(就是血中半胱胺酸升高)會提高各種疾病的風險。**

同型半胱胺酸達到 6mmol/L 時,就開始會有麻煩,當它高於 12mmol/L 時,則處於超高風險。

高同半胱胺酸血症,引發的問題包括:

· 內皮細胞功能失調。

· LDL 氧化。

· 自由基增加。

· 抑制天然抗氧化劑和自由基抑制劑。

· 增加血栓風險。

· 動脈壁增厚和動脈堵塞。

- 血管平滑肌增生。

- 細胞因子和趨化因子增加，促發發炎。

- 增進 HMG-CoA 還原酶的活性，一種會刺激體內生產膽固醇的酶（好幾種降膽固醇藥物作用，就是降低 HMG-CoA 還原酶的活性）。

- 冠心症。

- 心臟病。

- 慢性心臟衰竭（心臟的逐漸減弱，到無法輸出足夠的血量）。

- 中風。

- 周邊動脈阻塞性疾病（因在手臂或腿的大動脈堵塞所引起）。

- 血管型失智症（由於大腦中的血液循環不暢，導致認知功能減退）。

- 代謝症候群，也稱為胰島素阻抗，有好幾種病症，包括 2 型糖尿病、肥胖和高血壓，會引發心臟疾病的風險。

- 有蛋白尿的腎病，腎功能衰竭。

高同半胱胺酸血症，透過破壞動脈血管內健康的生化環條件，導致病變橫生的問題環境。

一氧化氮的影響

一氧化氮是體內最有力的血管擴張素，它不是直接作用動脈，而是作為訊息，使動脈和血液進行某些有用的動作。

一氧化氮透過阻斷以下幾個有害過程，進而保護內皮、動脈，還有心血管系統：

- 動脈肌肉的擠壓。

- 動脈平滑肌的增生。

- LDL 膽固醇的氧化，這會使得它更容易粘到動脈壁。

- 血小板的凝聚。

- 促進發炎和毒斑累積的粘附分子活動性

- 單核細胞到動脈壁的黏附性，這是在動脈粥狀硬化過程中的早期階段。

簡單的說，一氧化氮可以抗高血壓、抗氧化、抗發炎和抗動脈硬化。**當同半胱胺酸升高、一氧化氮下降，就會削弱身體的保護措施。**

此外，升高的同半胱胺酸，會降低某些心臟藥物的功效，包括史他汀類、硝化甘油、ACE 抑制劑、血管張力素受體阻斷劑，和鈣通道阻斷劑等藥品。

這些藥物，藉由增強一氧化氮，並轉化成體內一氧化氮的作用，使體內更有效率的產生一氧化氮。當同半胱胺酸抑制一氧化氮時，這些幫助心臟的藥物就會被抵消掉。

什麼因素造成高同半胱胺酸血症？

許多因素都可能導致同半胱胺酸堆積，如下：

- 缺乏葉酸、維生素 B_6、維生素 B_{12}，和膽鹼。這些都是將同半胱胺酸轉化為無害胺基酸的必要營養素。

- 胃萎縮和吸收不良，這會干擾上述營養素的吸收。

- 藥物如利尿劑、菸鹼酸、metformin（常見降血糖藥）、fibrate（降三酸甘油酯藥）、resin binder（樹脂螯合劑，也是降血脂藥）、苯妥英（phenytoin）、甲胺蝶呤（methotrexate）、茶鹼、口服避孕藥、斯樂腸（sulfasalazine，是一種柳氮磺吡啶，免疫調節藥）、卡巴氮平，和環孢素等。

- 咖啡和咖啡因。

- 飲酒（每天超過一杯）。

- 腎臟疾病、腎臟功能不全或衰竭，這會妨礙同半胱胺酸的排泄。

- 甲狀腺機能減退（甲狀腺素過低），這可能會降低同半胱胺酸的代謝。

- 肝硬化和慢性肝病，這會減少同半胱胺酸代謝和清除。

- 更年期（尚不清楚其機轉）。

- 牛皮癬，由於皮膚細胞過度增生，導致分解產物如同半胱胺酸的增加。

- 惡性腫瘤，同半胱胺酸生產過剩。

- 老年，由於腎功能喪失。

- 甲基四氫葉酸還原酶（MTHR）突變，還有不耐熱還原酶缺乏，造成的遺傳疾病，使得人體難以分解同半胱胺酸。

檢查同半胱胺酸濃度

同型半胱胺酸升高，始終是個大問題。

建議定期檢查，同時以上述 12 mmol／L 的結果為指標值，假使超過，就要針對心臟功能和心血管危險因子的進一步追蹤。

附錄 **3**

消除發炎和
控制高敏感性 C 反應蛋白

隨時檢視發炎標記是個好主意！

我們可以減少精製碳水化合物、反式脂肪酸的攝取量，進而降低發炎負擔。避免吃動物內臟等食物，有助保持尿酸維持在安全的濃度範圍內。

對於冠心症的新認知，凸顯出發炎的關鍵性。

本附錄中，將檢視幾個指示發炎存在的因子，以及如何減少這些因子。

以下列出導致各種發炎的指標：

- 增加精製碳水化合物，包括糖、糖果、反式脂肪酸，和飽和脂肪攝入量。
- 肥胖，尤其是內臟性肥胖。
- 抽菸。
- 睡眠不足。
- 缺乏運動。
- 高尿酸濃度（高尿酸血症）。
- 慢性牙周感染，幽門桿菌感染等。
- 慢性感染、慢性自體免疫和炎性疾病，例如類風濕關節炎、慢性阻塞性肺疾病和狼瘡。
- 血中重金屬含量增加，如汞、鉛、砷、鎘。
- 血清鐵及鐵蛋白升高。
- 高敏感性 C 反應蛋白（hs-CRP）升高。
- 介白素 -6（IL-6）、介白素 -1（IL-1 簇），和介白素 -18（IL-18）升高。
- 腫瘤壞死因子 -α（TNF-α）升高。
- 血清澱粉樣蛋白 A 升高。
- 單核細胞趨化蛋白升高。
- 可溶性細胞間黏附分子 1 型升高。
- 脂蛋白脂酶 A2 升高。

・血管細胞黏附分子升高。

上述某些因子可以直接處理，不需使用藥物或營養補充品。

例如，可以減少精製碳水化合物、反式脂肪酸的攝取量，進而降低發炎負擔。避免吃動物內臟等食物，有助保持尿酸維持在安全的濃度範圍內。

如果檢查出血中或尿中含有汞、鉛等重金屬過高，就要採取補救措施。簡單的方式就是少食用壽司和其他魚類，移除或更換補蛀牙的汞粉，同時可能需要藉由更複雜的治療方式，排出體內的重金屬。

採取這些行動，最終會降低所有的發炎標記和介質，所造成的直接或間接影響。

隨時檢視發炎標記是個好主意，這些發炎標記中，高敏感性 C 反應蛋白（hs-CRP）則是其中最重要的指標之一。

● 重金屬與冠心症 ●

不管是呼吸的空氣、工作場所，甚至家裡，我們每天都暴露在重金屬（如汞、砷、鉑、銅）當中。

它們有各的方式進入食物和水，比如說魚體內的汞。有些透過肺部進到我身體，甚至可以藉由皮膚進入體內，這些無處不在的危險物質，像是鋁製炊具、鋁箔、止汗劑、除草劑、飲用水、殺蟲劑、殺菌劑、焚燒爐、污水污泥、菸草、焊接煙霧、牙科用汞粉、油漆、石油產品等，可以說防不勝防。

重金屬會引起各種各樣的問題，包括心搏過快、胸部疼痛、憂鬱、肌肉痙攣、關節炎、過敏和免疫系統失調，它們令人體防禦門戶大開，誘發那些可怕的疾病。

這裡簡介三種重金屬，如何營造出疾病的溫床：

· 鐵和鐵蛋白（含鐵蛋白）引發的氧化損傷，損害動脈內壁，並加劇動脈硬化。血液中的鐵蛋白每升高 $10 \mu g/L$，頸動脈的動脈粥狀硬化風險，則上升 3%[1]。最近一項 100 個周邊動脈阻塞性疾病的案例研究發現，減少體內鐵含量時，心血管疾病和癌症的發生率，也跟著下降[2]。鐵蛋白濃度則與 IL-6 和 HS-CRP 的濃度相關；鐵蛋白下降時，這些發炎標記也跟著下降。

· 鉛與動脈粥狀硬化、冠心症、高血壓，和周邊動脈阻塞性疾病、心肌病（心肌硬化、肥大等）有密切的相關。鉛，藉由增加氧化壓力和內皮損傷，導致動脈損傷。

· 汞會導致氧化壓力，削弱身體的氧化防禦系統。它還加劇動脈發炎，促發血管內皮細胞功能失調。由於身體沒有辦法主動排出金屬，它們會終生不斷累積。

減少高敏感性 C 反應蛋白（**HS-CRP**）

許多東西都會導致 HS-CRP 升高，HS-CRP 是一種肝臟從介白素 -6、介白素 1B，和腫瘤壞死因子 α 所製造產生的蛋白質。

這些發炎標記和物質，從動脈、發炎組織、脂肪組織、感染、細菌、癌症，和其它地方來到肝臟，在肝臟裡加工製造成 HS-CRP，這使得 HS-CRP 成為發炎介質的進階複合物。

經過臨床研究證實，它也可以用於預測冠心症、心血管疾病，和心臟病。

雖然 HS-CRP 本身不是發炎的原因，它的作用在許多方面會加劇發炎、氧化壓力，和自體免疫功能失調。這使得它既是心血管疾病的預測因了，還必須保持在安全範圍內的一項危險因子。

任何的感染都會引發 HS-CRP 的增加，包括牙周病、幽門桿菌、喉嚨痛、鏈球菌感染、肺炎、腸炎，和鼻竇炎。任何的組織損傷，也會引發發炎，並導致 HS-CRP 升高。

所有提過風險預測因子，可以說都是如此，因為這些風險預測因子的最後結果，都是引發發炎。

如果 HS-CRP 沒有明顯理由的上升——比如喉痛或其他傷病，那麼這個上升可能是由血管發炎引起的。但是不管 HS-CRP 上升的原因，盡可能迅速地將其降低到正常濃度，用以避免對血管造成損傷。因此，HS-CRP 應定期檢查。

有時，指數升高的原因，在於可以識別並治療的疾病。

例如，2010 年在血管學期刊發表的研究報告，提到患有慢性牙周病的健康成年人，和沒有疾病的對照組相比，HS-CRP 和 IL-6 顯著較高。但是當牙周病進行治療後，這些發炎標記都顯著下降[3]。

我曾看過各種疾病患者的 HS-CRP 升高，包括一個肥胖中年男人，患有嚴重的骨關節炎，在治療關節炎和減肥後，他的 HS-CRP 從 8 降到 1 mg/L；還有一名年輕女子，用抗生素治療她的慢性支氣管炎後，HS-CRP 從危險的 22，下滑至非常安全的 2。另一名病人，用抗生素治療胃潰瘍的幽門桿菌感染後，HS-CRP 從 6 下降到 1.5。

然而，很多情況下，HS-CRP 升高，導因於長期的生活方式和飲食習慣。

這聽起來像是個壞消息，但實際上卻是好事，因為這表示從今天開始，就可以做出好的改變。讓我們來看看，一些生活方式的改變，如何降低 HS-CRP 和消除發炎。

· 地中海型飲食──

　　2004 年，一篇發表在美國醫學協會期刊的論文提到，180 名患有代謝症候群的患者，被隨機分配地中海式飲食或審慎飲食兩組[4]。

　　地中海飲食採用大量蔬菜、水果、全穀類、堅果和橄欖油，而且紅肉、精製糖和垃圾食品很少，還含有健康的單元不飽和以及多元不飽和脂肪酸。

　　這些志願者在經過兩年完整的飲食計畫後，再度進行測試。第二次測試發現，地中海飲食組和審慎飲食組相比：「血清濃度的 HS-CRP 已顯著減少」，另一個發炎的重要標記 IL-6，也顯著減少。

　　更好的消息是，其實不需要兩年，就使 HS-CRP 濃度下降。事實上，只要一頓飯後，就可以從 CRP 看到變化：以色列的研究人員比較了「地中海飲食」和「西式飲食」的影響，結果發現，吃地中海飲食可使 CRP 在兩小時內下降 6％。[5]（西式飲食並沒有引起 CRP 顯著下降。）

　　最近發表在內科期刊的一項研究指出，88 位膽固醇輕微升高的受測者，隨機分配到 NORDIET 飲食組或標準的西式飲食組[6]。那些在 NORDIET 組的總膽固醇、LDL 和 HDL 膽固醇、胰島素和體重，都比西式飲食組降低得多。

· 蔬菜水果──

　　2009 年，一項蔬菜水果對 HS-CRP 濃度影響的研究中，研究人員檢視了 1,060 名葡萄牙民眾的健康和生活習慣[7]。

　　他們發現，體重正常的成年人，在飲食中增加蔬菜水果後，會穩定 HS-CRP 的比率，減少 HS-CRP 從無風險上升到中度風險，或者從中度風險上升到高風險的可能性。

　　具體來說，飲食中每額外增加 135g 的蔬菜水果，HS-CRP

升高的風險，就會降低 30％。研究還指出，只吃水果也可以降低 HS-CRP，只吃蔬菜或只吃更多的維生素 C 和維生素 E 也可以。

・Omega-3 脂肪酸和魚──

Omega-3 脂肪酸，存在冷水魚、堅果和其他食物中，以抗發炎的特性聞名。

眾多研究指出，**Omega-3 的攝取量和發炎之間的反比關係，Omega-3 升高，則 HS-CRP 下降。**

2009 年，澳洲研究人員在研究中證實了這一點，他們將 124 名健康成人根據 HS-CRP 濃度，還有血中 Omega-3 的濃度，分成三組[8]。S-CRP 最高那一組的 Omega-3 脂肪酸濃度最低，Omega-3 脂肪酸中的 EPA 和 DHA 也都是最低。

另個近期研究發現，日本研究人員檢視了 443 名，18 歲到 22 歲年輕日本女性的飲食和 CRP 濃度[9]。**發現 Omega-3 脂肪酸的攝取，和 HS-CRP 濃度成負相關：**Omega-3 脂肪酸越多代表著 HS-CRP 越低。

日本 JELIS 的研究指出，服用史他汀類藥物，治療高膽固醇和心臟疾病的患者飲食中，添加 Omega-3 脂肪酸，可以進一步降低冠心症和心肌梗塞的風險 19％。

冷水魚如鯡魚、鱈魚、大西洋鮭魚、鱒魚等，都是 Omega-3 脂肪酸的良好來源，吃魚已證明可以改善心臟健康。例如，採用 DART（再梗塞試行飲食），其中有 2,033 名曾經歷心臟病發作的患者，發現加入魚的飲食後，可減少各種致死風險達 29%[10]。

・植物固醇──

存在於天然水果、蔬菜、穀物、堅果、種子，和豆類中的物質，植物固醇能減緩小腸吸收食物中的膽固醇，令膽固醇從體內排出，而不是移動到體內。

目前針對固醇抗發炎作用的研究並不多，但結果都頗為耐人尋味。

一項研究中指出，六十名高膽固醇的志願者，被隨機分配到每天服用含有 Omega-3 脂肪酸組，以及 Omega-3 脂肪酸再加 2 克植物固醇膠囊的綜合組[11]。其中服用 Omega-3 加植物固醇的綜合組，有好幾個發炎標記都下降，其中 HS-CRP 下降 39％，介白素 -6 下降近 11％，腫瘤壞死因子 α 則下降 10％。

· 抗氧化劑──

　　早期研究人員注意到，有發炎的人，血中抗氧化維生素的水平比較低，所以推論出血液中所有的抗氧化物質（不只抗氧化維生素）水平，與發炎程度呈現反比關係的假設。

　　2005 年，一篇發表在英國營養學期刊的論文，透過檢視血中發炎標記如 HS-CRP，與食物的總抗氧化能力（TAC）之間的關係[12]，驗證了這個推論。（TAC 是包括所有食物和營養素的整體抗氧化性，不是單一元素的抗氧化性。）他們發現，「飲食中的 TAC 與 HS-CRP 的血漿濃度，呈現獨立負相關性」，也就是說，**飲食中的抗氧化劑越多，血中 HS-CRP 就下降。**

　　一些個別的抗氧化劑，例如多**加攝取維生素 C 營養素，有助減少發炎，已經被證實。**

　　日本研究人員給予高血壓的成年人，每天 600mg 維生素 C，為期六個月，其 CRP 降低[13]。加州大學柏克萊分校的研究人員，測試健康不吸菸的成年人，每天攝取 1000mg 維生素 C 的效果，為期兩個月，他們發現到，對那些 CRP 高到可能罹患心血管疾病的受試者來說，維生素 C 能平均降低 CRP 達 25％[14]。

　　其他的維生素，如 A、D、E（生育酚和三烯生育醇），以及 B 族維生素、礦物硒，和微量營養素（如葡萄籽萃取物和白藜蘆醇等），都可以減少發炎。

· 鎂──

　　加州大學洛杉磯分校的公共衛生研究人員，檢視了參與「女性健康倡議觀測研究」的 3,713 名停經後婦女，以便確認礦物質鎂，是否影響全身性發炎和血管細胞內皮失調[15]。在修正種族、年齡、吸菸與否、飲食，和其它因素等誤差影響後，他們發現到，每天增加攝取 100mg 的鎂，可使 IIS-CRP 下降 0.23mg/L，IL-6 下降 0.14 pg/mL，以及其它發炎標記的下降。

因此，進一步得出一個結論：「高鎂的攝入量，與降低停經後婦女全身性發炎，和血管內皮細胞功能失調的某些特定標記的濃度，有其關聯性」。

· 阿斯匹靈——

阿斯匹靈在體內有許多方面的作用，包括干擾前列腺素（一種促炎物質）的製造。

早在一九九七年，一項新英格蘭醫學期刊發表的研究，檢視阿斯匹靈對 543 名健康成年人的作用[16]。受測者隨機分配成阿斯匹靈組和安慰劑組，再由研究人員測量受測者的 CRP 水準。

男性 CRP 最高的前 1/4 人數，當他們服用阿斯匹靈後，心臟病發作的風險在統計上顯著減少了 55.7%。近年紐約西奈山醫學院的醫學報告指出，在急性冠狀動脈症候群的患者中，最老實地服用阿斯匹靈的患者，比較可能有較低的 CRP 濃度[17]。

· 纖維——

哈佛大學公共衛生學院，一項 902 名糖尿病婦女參加的護士健康研究，檢視纖維與發炎的關聯性，研究人員發現，全麥、麩皮，和穀類纖維的攝入量，與低 CRP 水準有相關性。

· 減肥——

身體質量指數（BMI），用來衡量一個人體重是否標準的指數。

BMI 在 22 和 25 之間，屬於健康的體重，25 至 30 之間，則代表超重，而 30 以上就算是肥胖。

BMI 的升高，與 CRP 升高有關。這絲毫並不奇怪，**體重過重，尤其是腹部肥胖的人，體內發炎也會升高。**

最近義大利的研究成果，他們針對 390 位停經婦女，比較其 BMI 以及其它體重相關因子，與 CRP 濃度的關係[19]。婦女們根據 BMI 分為三組，BMI 最高組當中的 HS-CRP 指數為 BMI 最低組的 3.55 倍。當婦女們又根據腰圍和體重增加最多的，再加以重新分組後，那些腰圍最大的或體重增加最多的，也可能有比較高的 HS-CRP。

既然知道超重和肥胖會造成 CRP 升高，這就衍生了一個疑問：「減肥是否就可以降低 CRP？」

這個問題，可經由「Looking AHEAD」（糖尿病行動健康處理）獲得解決。一項正在進行的計畫，檢視超重肥胖的糖尿病患者，如果他們生活方式改變成有計畫的減重生活，是否會降低心血管疾病和死亡的風險。

這項研究中，有 1759 名參與者，被隨機分配成接受定期規律中等強度運動（每週約三小時），和健康飲食（包括少熱量，少飽和脂肪）的減肥組，以及標準糖尿病治療組。一年之後檢測 HS-CRP 的平均水準，減肥組下降 43.6%，而標準治療組只減少了 16.7%。

肥胖與發炎反應的關連性，不只是成年人的隱憂：瑞士研究人員針對六至十四歲的超重兒童的研究發現，即使年僅六歲的超重兒童，也會有「發炎標記濃度升高」[20]。

· 運動——

許多研究已經證實，運動可以降低 HS-CRP。

其中一個研究，希臘研究人員追蹤六十位超重的糖尿病患者，分成為期六個月的有氧運動組，以及沒有運動的對照組[21]。其中運動組，HS-CRP 從平均 0.48 下降到 0.29 mg/dL。他們的 IL-18，也從 315 下降到到 204 pg/mL。

研究人員指出，有氧運動在 2 型糖尿病患者身上「發揮抗發炎作用」，即使他們沒有減輕體重。其他研究發現，**進行阻抗運動而非有氧運動，是減少 HS CRP 的關鍵**。這樣的研究當中，阻抗運動造成 HS-CRP 下降 32.8％，而有氧運動組下降 16.1％[22]。好的運動項目，應包括有氧、阻抗運動，還有伸展運動，這兩種類型都可以令人享受到降低發炎的好處。

· 控制胰島素阻抗——

　　食物中的碳水化合物進入血液後，會導致血糖上升。

　　不過，由於身體會將血糖濃度保持在一定範圍之內，所以它會分泌胰島素進入血液，「捕捉」額外的血糖，並把它打入某些特定細胞，使用或儲存成脂肪的形式。

　　這種機制在多數人身上都運作得很好，額外的胰島素進入血液工作，會使指數上升，工作完離開，指數則回落至正常的濃度。

　　不幸的是，有許多其他人，胰島素濃度卻長時間維持在高點，正因為他們有胰島素阻抗，雖然會分泌足夠的胰島素，也在適當的時候進入血液中，但他們的細胞會無視「開門」的指令，而不讓血糖進入。

　　為了讓糖進入細胞，身體會分泌更多的胰島素，直到把門給踹開，將糖抓進細胞內。儘管眼前的問題得以解決（糖安全的進入細胞），但過多胰島素在血液中存在過久，卻導致發炎增加。胰島素升高，和發炎之間的機制尚未闡明，究竟胰島素阻抗和發炎之間，誰是因、誰是果還在辯論中。

　　然而，這兩者之間的關連性，相當明確，保持胰島素濃度在正常範圍內，是有其健康的意義。想要做到這一點，最好的辦法，是採取維持血糖在中等濃度的飲食，避免吃精製食品、含糖食品、垃圾食品和其他食物，以免引起血糖上升太高太快。

　　此外，諸如抗氧化劑、礦物質和其他物質，包括鉻、鎂、α-

硫辛酸、維生素 C、生物素、EGCG（綠茶中的兒茶素）和纖維等，都有助確保胰島素能正常運作，而且保持其濃度在健康範圍內。

· 降低餐後發炎反應——

餐後發炎反應，是指進食後的發炎濃度增加。

著名的麥當勞研究表明，多吃精製碳水化合物，和飽和脂肪和反式脂肪餐，會導致顯著的內皮細胞功能失調、高三酸甘油酯、高血糖、高胰島素，這些都與更嚴重的發炎和氧化壓力息息相關。

如果吃飯前，先吃維生素 C 和維生素 E，會讓這些異常現象減少，少量多餐也可能會有所幫助。

更多減少發炎的物質

除了降低 HS-CRP 的物質，還有許多降低發炎的有名物質，包括如下：

· 鳳梨酵素（Bromelain）——

一種由鳳梨製造的「蛋白質切片機」，鳳梨酵素廣泛地用在幫助消化上。

它還具有抗炎性質，2002 年出版的「臨床免疫學」的研究 [23]，發現鳳梨酵素會活化和移動白血球所需的表面分子，從而抑制發炎反應。

· 可可和黑巧克力——

已經有一連串的研究證實，可可和黑巧克力可以改善冠狀動脈、血壓、膽固醇濃度，和胰島素敏感性的運作，從而幫助心臟健康。

2009 年，發表在「美國臨床營養學期刊」的最新研究表示，可可也能降低發炎 [24]。這項研究中，四十二名高心血管疾病風險的患者在四星期中,隨機分配成每天 40g 無糖可可粉加脫脂奶,以及單純只有脫脂奶的兩組,四個星期後交換,再繼續四星期時間。結果顯示受測者採用牛奶加可可時,發炎情況較低。

· **輔酶 Q10**(Coenzyme Q10)——

輔酶 Q10 是由身體產生的,並參與體內的許多反應,包括從食品中提取能量。經動物研究顯示,輔酶 Q10 會提高維生素 E 的抗炎性質[25]。實驗室研究顯示,輔酶 Q10 具有獨立的抗炎特性,可抑制促炎物質如 TNF-α[26]。

· **薑黃素**(Curcumin)——

在薑黃中發現的化合物,薑黃素可以減少促炎物質,如細胞核轉錄因子 κB,可以在協助減少發炎的同時,改善膽固醇與胰島素濃度,以及其他的風險因子。

· **EGCG 兒茶素**(Epigallocatechin Gallate)——

EGCG,被認為是增進健康的綠茶成分之一。2009 年,發表在「英國藥理學期刊」的研究中,西班牙研究人員檢測了 EGCG 對單核/巨噬細胞、免疫系統、在發炎發展過程中的影響[27]。

他們發現,EGCG 可以干擾單核/巨噬細胞在,發炎歷程中的某些任務。另一個不同的研究小組——約翰霍普金斯大學醫學院發現,EGCG 透過提高生產一氧化氮,減少血管的發炎[28]。

· **類黃酮**(Flavonoids)——

四千多種的水果、蔬菜、紅酒、茶葉、大豆和甘草中,所發現的天然物質。

類黃酮能使動脈舒張,同時抑制動脈粥狀硬化,並減緩 LDL 膽固醇的氧化,降低總膽固醇和 LDL 膽固醇濃度,它們也具有抗氧化和抗炎性質。

2007 年,「美國臨床營養學期刊」一篇論文指出,由一項超過 34,000 名參加「愛荷華女性健康監測研究」的停經後婦女的

統計數據 [29]，根據她們的飲食中，類黃酮攝入量與疾病風險分成五組，檢視類黃酮對心血管的影響，結果顯示攝入黃酮類的食物越多，冠心症和心血管疾病，以及所有其他疾病的風險越低。

2008 年，一項針對 156 名膝蓋骨關節炎患者的研究中，發現碧容健（Pycnogenol，來自法國沿海松樹，所產生具有類黃酮性質的化合物）可以降低 CRP 濃度 [30]。檞皮素（Quercetin），在蔬菜、水果和穀物中所發現，有助於抑制促發炎性白三烯和前列腺素，從而減少發炎。

· 生薑（Ginger）──

生薑的抗發炎特性，一直以來都被大家所重視。它透過降低體內促炎性前列腺素，和白三烯的生產來抗炎。

· 葡萄籽萃取物（Grape Seed Extract）──

包含類黃酮、檞皮素、白藜蘆醇等葡萄籽萃取物，有助於增加細胞內抗炎物質──穀胱甘肽，並可干擾會造成慢性發炎的氧化損傷。

· 山楂（Hawthorn）──

用於各種心臟和心血管疾病的草藥，它已證實可對抗發炎和氧化，減少冠心症和心臟衰竭的風險，降低血壓和血脂肪，並減輕糖尿病患者的心律不整 [31]。

· 蕁麻（Nettles）──

普遍用於治療過敏、骨關節炎，和其他具有炎性成分的疾病，這種草藥含有維生素 C、檞皮素，和具有抗炎性質的其它物質。

· 迷迭香（Rosemary）──

這種藥草用於治療疼痛和炎性病症等。實驗室和動物研究，已經證實其抗炎性質，迷迭香中的鼠尾草酚，就是其中一種抗炎成分。

· 硫辛酸（Lipoic Acid，LA）——

　　一種在體內合成的天然物質，LA 在肉中也有，蔬菜水果中也含有少量，然而傳統美式飲食缺乏足量的 LA。LA 也作為抗氧化劑，有利於減少氧化壓力，還有慢性發炎。

　　2005 年，循環（Circulation）雜誌研究指出，58 名代謝症候群患者，隨機分配成每天 300mg 硫辛酸加標準藥物——伊貝沙坦（Irbesartan）150mg 的藥物組，以及安慰劑組，為期四週（32），結果發現，藥物組的促炎性標記物降低。

減少
氧化壓力

　　對多數人而言，飲食是最直接或間接影響氧化的主要議題。

　　我們可能會吃下放太久而氧化的食物，還有也會吃下高溫（如油炸）下的氧化油脂。未氧化的食物中，也會包含被氧化，或是一旦其他物質進入體內，就會合成促進氧化的物質。

氧化，是身體每分鐘各部位都要進行的重要過程。

只有當它變得過頭時，才會令人擔憂。體內產生的天然抗氧化劑，例如 SOD（超氧化物歧化酶）、過氧化氫酶、穀胱甘肽過氧化酶，還有我們所吃的維生素 A、C、D 和 E，以及許多其他的抗氧化劑、維生素和礦物質。

因此，理想的情況之下，促進氧化和抑制氧化物質，會形成一種健康的平衡，只允許適當的氧化反應發生。然而，不幸的是，促進氧化的因素往往佔上風，這可能造成災難性的結果。

有關氧化的因素，包括如下：

- 增攝入的精製碳水化合物增加。

- 攝入的反式脂肪酸增加。

- 保護和防禦性的抗氧化劑，如維生素 A、C、D 和 E 的攝入量減少。

- HDL 氧化。

- PON1 低水平（對氧磷酶 1，HDL 的組成分子，有助於打擊動脈粥狀硬化）。

- 血液和組織中的重金屬，包括汞、鉛和鎘的增加。

- 血清鐵及鐵蛋白升高。

- 運動過度。

- 肥胖，尤其是內臟性肥胖。

- 抽菸。

- 高血壓。

- 糖尿病、胰島素阻抗、代謝症候群、高血糖。

- 血脂異常（壞膽固醇指數）和異常的顆粒數量和大小。

- 睡眠不足。

- 緊張、焦慮和憂鬱。

- 過度烹調，或烤焦的食物。

- 輻射。

- 空氣與水污染。

- 毒素。

- 殺蟲劑。

- 某些藥物，如甲基苯丙胺、安非他命類的減肥藥，和 HAART 藥物（愛滋病藥物）。

- 肺部疾病造成的低氧水平，有時會發生在高海拔地區。

- 髓過氧化物酶（MPO）。

對多數人而言，飲食是最直接或間接影響氧化的主要議題。我們可能會吃下放太久而氧化的食物，還有也會吃下高溫（如油炸）下的氧化油脂。未氧化的食物中，也會包含被氧化，或是一旦其他物質進入體內，就會合成促進氧化的物質。

幸運的是，食品和營養補充品中，有許多抗氧化劑，包括下列：

· α 硫辛酸（Alpha-LipoicAcid）——

這是由身體製造的脂肪質，α 硫辛酸用於將血糖轉換成能量。它在水和脂肪中都可以運作，代表它在體內比大多抗氧化劑的作用範圍更廣。它有助於減少氧化的 LDL，和恢復維生素 C，以及其他已經耗盡的抗氧化劑的能力。在啤酒酵母、米糠、內臟、菠菜，和其他一些食物中，都含有少量的 α 硫辛酸，但主要是由身體自行製造。

不幸的是，人體製造 α 硫辛酸的能力，隨著年齡的增長而下降，很多人在四、五十歲時，體內的 α 硫辛酸就開始偏低。如果作為營養補充品使用，較優的形式為 r 硫辛酸，這是細胞粒腺體能利用的形態。

· B - 胡蘿蔔素（Beta-Carotene）──

維生素 A 的植物形式，在胡蘿蔔、南瓜，和其他橙色或橙黃色的食物中都有，還有花椰菜、菠菜和其他深綠色葉菜類中也有。

· 輔酶 Q10（Coenzyme Q10）──

體內產生的一種天然物質，輔酶 Q10 有助於許多反應，包括從食物中提取能量，作為一種抗氧化劑時，可以減少氧化的 LDL。此外，輔酶 Q10 有助降低血壓、改善心臟功能、對抗冠狀心臟疾病、心絞痛、慢性心臟衰竭，還有其他疾病。輔酶 Q10 含量，通常約三十歲開始下降，很多人都處於中度到相當低的濃度。

· 薑黃素（Curcumin）──

在香料薑黃發現的物質，薑黃素抑制造成體內發炎的酵素之活性（環氧合酶 -2 和脂肪氧化酶），它也能降低脂蛋白。

· 類黃酮（Flavonoids）──

一個具有抗氧化和其他保健作用的大家族，在各種蔬菜、水果、茶葉、咖啡、紅酒和果汁中都有。除了其他保健作用，它們也可以降低血壓。

· 大蒜（Garlic）──

大蒜中一種很強的抗氧化劑，大蒜素可以降低 LDL 的氧化，減輕發炎反應，降低血壓。

· 穀胱甘肽（Glutathione）──

這是體內最豐富的抗氧化劑，通常稱為「主要抗氧化劑」。

缺乏穀胱甘肽，已經被證實與自由基的增加，還有跟氧化損傷有關。

穀胱甘肽可以防止冠心症和心臟病發作、降低血壓、改善免疫功能、減少發炎，並且減緩血管老化。

·綠茶（Green tea）——

綠茶中的活性成分，就是兒茶素，可以降低 LDL，改善血管內皮功能，降低血糖，並有助減少身體脂肪和發炎。（參閱抗氧化劑亮點：綠茶）

·葉黃素（Lutein）——

類胡蘿蔔素家族中的一員，因此與維生素 A 和 β-胡蘿蔔素也有相關性，葉黃素可以降低氧化的 LDL 和血壓。它不能由身體製造，一般存在於蛋黃、深綠色葉菜類蔬菜、番茄、胡蘿蔔、玉米等，含有紅色、橙色或黃色的蔬菜水果中。

·茄紅素（Lycopene）——

令西瓜、番茄等水果蔬菜變成紅色的物質，茄紅素也是類胡蘿蔔素家族中的一員。除了作為一種抗氧化劑，茄紅素還可以降血壓，改善血管內皮細胞功能失調。

·褪黑激素（Melatonin）——

大腦生產的一種荷爾蒙，褪黑激素可以幫助調節睡眠。它能降低氧化壓力、發炎和血壓，改善內皮功能。除了身體製造，褪黑激素在蔬菜、水果、穀物和草藥中也有。

·N-乙基半胱胺酸（N-Acetyl Cysteine）——

L-半胱胺酸的衍生物，可作為藥物，透過降低脂蛋白（小 a）和同半胱胺酸濃度，保護心臟和其它作用。它也具有抗氧化作用，可作為穀胱甘肽的前體、降低血壓，減少巨噬細胞攝取氧化的 LDL。

·菸鹼酸（Niacin，Vitamin B_3）——

維生素 B 群中的一員，存在雞、火雞、牛肉、鮭魚、桃，小麥等食物當中。菸鹼酸是有效的抗氧化劑，可降低 LDL、VLDL、脂蛋白（a）和三酸甘油酯的氧化，增加 HDL-2 和脫輔脂蛋白 A-I，可減輕氧化壓力和發炎等其他效用。

· 白藜蘆醇（Resveratrol）——

　　白藜蘆醇是在葡萄、紫葡萄汁、紅酒、花生，和一些漿果的表皮上，所發現的強大抗氧化劑。

　　它可以防止 LDL 和 HDL 的氧化，減少動脈粥狀硬化，並有助減緩動脈老化。只採取服用反式白藜蘆醇的形態，正因它最容易被人體所吸收。

· 硒（Selenium）——

　　存在家禽、肉類、魚類和粗糙穀類中的礦物質，在蔬菜水果中也有少量存在。硒作用於穀胱甘肽過氧化酶當中，可以降低冠心症和心臟病發作的風險。

· 維生素 C ——

　　新鮮蔬果含有豐富的維生素C，包括番石榴、木瓜、紅辣椒、哈密瓜、奇異果和橘子柳丁。維生素 C 可以「重新活化」維生素 E 和穀胱甘肽，使它們能夠持續對抗自由基。它也能改善血管內皮細胞功能失調，和提高血管收縮能力，從而改善血壓。

· 維生素 E ——

　　維生素 E 的相關族群，被稱為生育酚和三烯生育醇，具有「脫氧」能力，可以降低 LDL 的氧化，並改善血管內皮細胞的功能失調。

　　維生素 E 存在於綠葉蔬菜、花椰菜、芽甘藍、堅果、種子，和青豆之中。γ / δ 三烯生育醇，是維生素 E 最有效的補充形態。

· 乳清蛋白（Whey Protein）——

　　牛奶凝結過濾後的液體，乳清蛋白含有穀胱甘肽前體，它也可以降血壓。

· 鋅（Zinc）——

　　這種礦物質最受矚目的功效，在於提高眼睛的抗氧化作用，它可以防止黃斑部受損，避免失明。鋅存在肉類、蛋類、海鮮之中，也能在豌豆、蠶豆、扁豆和全麥中發現少量的鋅。

抗氧化劑亮點：蔬菜水果

蔬菜水果，是抗氧化劑的最佳來源，它們提供「抗氧化組合」，而不只是單一的抗氧化劑，這代表我們可以同時攝取多樣的抗氧化劑，每一種都有自己的方法，幫助平息氧化。

根據多項蔬菜水果對於「整體」抗氧化作用的研究，而不是蔬菜水果內包含的「個別」抗氧化劑。其中一項研究指出，針對十八名健康成年人，吃正常飲食加魚油補充劑三週，然後接下來的三個星期，再加入五份蔬菜水果，然後最後三週又回到正常飲食[1]。

在他們增加額外的蔬菜水果其間，血液中抗氧化劑，例如維生素 C、葉黃素、β-隱黃素、α-胡蘿蔔素，和 β-胡蘿蔔素都有顯著增加，不僅這些抗氧化劑上升，LDL 被氧化成危險形式的水平也降低。

研究顯示，高劑量的蔬菜水果萃取物，會減少冠心症的進程（電子束斷層攝影，在冠狀動脈中測得的鈣化分數），也可以降低血壓[2]。

抗氧化亮點：綠茶

綠茶得益於其兒茶素，成為抗氧化劑的優良來源，這種特定的類黃酮幾乎只有綠茶才有。

兒茶素類，特別是一種叫沒食子兒茶素（Epigallocatechin gallate，EGCG），以其保護心臟的作用聞名，包括降低膽固醇，抑制血小板聚集，以及保護 LDL 抗氧化。

2006 年，葡萄牙進行一項研究顯示，三十四名志願者，頭三週每天飲用十一杯水，然後切換到為期四週每天十一杯綠茶。[3] 隨後，研究人員測量志願者喝茶前後的總抗氧化狀態，和氧化壓力的其它指標。

他們有了驚人的發現，喝綠茶可以減少氧化壓力。

英國針對十六位志願者，進行綠茶抗氧化作用的研究，受試者隨機分配成兩組。[4] 第一組正常飲食三週，然後切換到相同飲食，卻加入綠茶萃取物，而第二組則是一開始正常飲食加上綠茶萃取物，然後切換到正常飲食但沒有綠茶。

結果顯示，當受試者服用綠茶萃取物時，血漿的抗氧化能力（打擊氧化的能力）較高。

然而這種效果是短暫的，隨著他們停止服用綠茶萃取物後，增強效果很快就沒有了。這表示，綠茶必須持續規律的攝取，才能提供人體長期性的助益。

抗氧化劑亮點：褪黑激素

褪黑激素既非營養素，也非草藥，是由大腦生產，幫助調節睡眠週期的荷爾蒙。多項針對它的抗氧化性的研究持續進行，其中一個研究，針對十五名二期糖尿病患老年人[5]，檢視紅血球中超氧化物歧化酶的活性，還有其他指標的氧化防禦力，受試者每天攝取 5mg 的褪黑激素。另外有一組十五名健康老年人作為對照組。治療後的三十日內，糖尿病組中：「補充褪黑激素後，抗氧化性有所改善。」

抗氧化劑亮點：穀胱甘肽

穀胱甘肽在體內有多種功用，包括協助 DNA 合成，還有強化免疫系統。

但它以作為保護細胞，免受過氧化氫、自由基損壞的抗氧化劑,而廣為人知。它也減緩油脂的氧化,協助其他抗氧化劑的運作,並降低血壓和心臟病發作的風險。

有一項針對 636 位疑似有冠心症患者的研究顯示,根據他們紅血球中穀胱甘肽的數值,將人們分為四組,[6] 穀胱甘肽最高的那一組,其心臟病發作的風險比穀胱甘肽最低的那一組,還要低上 71%。

不幸的是,自二十歲起,**體內製造穀胱甘肽的數量便開始下降,使許多老年人的抗氧化防禦系統出現一個重大的破口。**

不過,服用礦物硒有助改善這種狀況,因為它是生產穀胱甘肽的必要物質,硒的量過低,會削弱穀胱甘肽的活性。

穀胱甘肽可以透過口服特殊脂質體的形式,或是服用某些穀胱甘肽前體,進行來補充,其中包括 RLA、N- 乙基半胱胺酸(NAC)和乳清蛋白。

氧化 LDL 的特殊注意事項

正常狀態下,LDL 不是真的壞膽固醇;真正的壞蛋,是體型小而密的 B 型的 LDL、LDL 顆粒的總數、氧化 LDL 的數量,還有修飾 LDL。

對於冠心症的風險,LDL 顆粒的數量,遠遠大過其它因素。

小而密的 LDL,比大而鬆的 LDL,更可能被氧化或修飾,然後被巨噬細胞吞噬,進而形成造成動脈損傷的泡沫細胞。

飲食中的脂肪型式,會決定易敏感的 LDL 是如何被氧化,以及其導致動脈粥狀硬化的特性。Omega-3 脂肪酸,能增強健康,對於氧化最敏感。再來是 Omega-6 脂肪酸,然後是飽和脂肪酸,最後才是單元不飽和脂肪酸,如橄欖油和橄欖產品。

有幾種營養素及補充品,特別能抑制 LDL 被氧化,像是菸鹼酸、綠茶、泛硫乙胺、白藜蘆醇、大蒜、EGCG、輔酶 Q10、維生素 E、油酸（單元不飽和脂肪酸）、多酚、薑黃素等。

研究顯示，抗氧化劑可以抑制 LDL 的氧化。例如，愛爾蘭、西班牙、法國和荷蘭的一項研究發現，「增加富含類胡蘿蔔素的蔬菜水果的攝取，確實能增加 LDL 的氧化抵抗性」，意思是吃胡蘿蔔及其他水果蔬菜，有助於防止中性 LDL，轉換成有害的氧化 LDL[7]。

這早已不是新消息：早在 1997 年，法國的研究報告就說，增加蔬菜水果的攝取量（這項實驗是給予類胡蘿蔔素 30mg），僅僅兩週後，就會使 LDL 變得比較不容易轉化為氧化的 LDL[8]。

抗氧化劑、
抗發炎補充劑和其他方法

　　發炎、氧化和血管自體免疫功能失調，才是導致血管內皮細胞功能失調的關鍵。

　　這份「實用方法」清單，可以幫助減少發炎和氧化，改善內皮細胞功能失調和膽固醇數量，並以其他方式延緩冠心症。

制定改善心血管系統的健康飲食補充計畫時，要牢記這些目標：

- 控制發炎。

- 控制氧化，提高氧化防禦力。

- 控制動脈的自體免疫功能失調。

- 消除內皮細胞功能失調。

- 消除血管功能失調，改善動脈彈性和適應性。

- 降低升高的 HS-CRP。

- 降低發炎細胞因子的水平，例如腫瘤壞死因子 α（TNF-α）、介白素 -6（IL-6）、介白素 1B（IL-1B），和細胞因子和其它的發炎介質。

- 降低細胞和血管內的細胞黏附分子水平。

- 增加一氧化氮（NO）的生產和利用率。

- 增加內皮性一氧化氮合成酶（eNOS）。

- 減少氧化 LDL 和其他修飾 LDL。

- 減少血管張力素 II，和血漿腎素活性（PRA）的效應。

- 降低總膽固醇、LDL、VLDL、三酸甘油酯，和脂蛋白 a 的水平。

- 增加 HDL，尤其是較大，和更具保護性的 HDL-2B。

- 提高 LDL 的顆粒大小（較大的 A 型比較不會導致動脈粥狀硬化）、VLDL（較小粒徑更安全）、HDL（較大的 HDL-2B 提供更多保護）。

- 降低 LDL 顆粒的總數。

- 減少中型 LDL 和殘餘顆粒。

- 提高載脂蛋白 A-I 和 B 的濃度

- 減少血栓形成的風險。

- 抑制血管和心肌有害的增生。

- 保持血壓在正常範圍內。

- 保持空腹,維持飯後血糖和胰島素水平的正常,並確保 HbA1c 指數正常。

- 改善粒腺體(細胞能量工廠)的功能。

- 降低總體脂肪和內臟脂肪。

- 戒除所有菸草製品。

- 經常運動。

這裡並沒有訂定補充劑或食物,而且有些營養素也無法直接獲得,但是,若能依照書中討論的方式,一步步朝向更為健康的方向,包括飲食和運動計畫,勢必有助改善身體各方面的機能。

因為每個人情況皆不同,因此無法說哪個項目是最重要的。不過,這裡把氧化、發炎,和內皮功能失調相關議題,擺在列表的優先名單上,正是因為過去大家通常只關注膽固醇和血壓,然而這兩項卻只是冠心症方程式的一部分。

發炎、氧化和血管自體免疫功能失調,才是導致血管內皮細胞功能失調的關鍵。

實現健康目標

這份清單,可以幫助減少發炎和氧化,改善內皮細胞功能失調和膽固醇數量,並以其他方式延緩冠心症。

列表中的食物和補充品名單非常長,長到沒有時間單獨一個一個詳細討論。

所以本附錄中,將提供一些實用的選擇法,有效的將食物和補充品，整合到日常養生法中。以下，將列出經過科學驗證，最適合處理特定任務的食物和補充品，例如：減少 LDL 膽固醇、脂蛋白 a、血糖、血壓、同半胱胺酸，還有增加 HDL。

有人會誤以為好像需要全部吃下這些食物和補充品，我告訴嘗試者，這確實是不可能的任務，也不建議這麼做。

相反的，先從幾個項目開始即可。例如，先只做減少反式脂肪酸及精製碳水化合物，並開始攝取一兩種營養補充品，改善血管內皮功能。

當這樣的飲食方式成為日常習慣，再加入一些保護心臟的食物或補充劑，或是更進一步的避免飽和脂肪酸、汽水和甜食，還有所有含有精製碳水化合物的白麵包、白馬鈴薯、白麵條、白米飯等。（如果是白的，就不要吃。）同時繼續努力下去，很快的，你就會愉快的發現，已經走在健康的道路上。

讓我們先來看看，十六個切實可行的辦法：

實用方法 1：禁絕反式脂肪酸

脂肪絕不是一個單一的東西。

人體和食品中都有許多種脂肪，每個脂肪都由不同脂肪酸組成。把脂肪酸想像成一串珍珠，每個珍珠就是一個碳原子，每個碳鏈接，就好像牽著手一樣。每個碳除了相互手牽手，手中也可能拿著氫原子。

如果珍珠串中的碳原子，還拿滿了氫原子，那就叫飽和脂肪酸。反之，如果碳原子沒有拿滿氫原子，則是不飽和脂肪酸。

有些脂肪酸，如椰子油中的月桂酸，是自然飽和脂肪酸，而其他的，包括魚和其他食品中發現的 Omega-3 脂肪酸，都是天然不飽和脂肪酸。

碳原子的排列模式，會決定脂肪酸是反式脂肪酸，還是順式脂肪酸。

順式脂肪酸的碳原子排列，有如扭曲的繩索，有一次或多次的彎曲。而反式脂肪酸則是又平又直。順式脂肪的排列方式，使它們柔韌易彎，而反式脂肪則是僵硬的，使其更容易在體內積聚。

大多數食物中發現的脂肪酸，屬於天然的順式脂肪酸。唯一的天然反式脂肪酸，是在肉和牛奶中發現的共軛亞麻油酸（CLA）。

然而，大部份吃進的反式脂肪酸食品，是製造商為了增加食品風味、易於烹飪和保存，用化學處理所製造出來。雖然從烹飪和市場的角度來看，這些不自然、人為的反式脂肪酸比較划算，但是卻會嚴重損害心臟健康。

反式脂肪酸造成的損害有：[1]

- 增加總膽固醇（在一些研究中多達 8%）。

- 增加 LDL 膽固醇（高達 9%）。

- 增加三酸甘油酯和 VLDL（高達 9%）。

- 減少保護性的 HDL（2-3%）。

- 增加載脂蛋白 B（高達 8%）。

- 增加脂蛋白 a（高達 4%）。

- 提高脂肪組織中的反式脂肪酸，導致更多的發炎和氧化壓力，因為它們隨時積累在脂肪組織中，反式脂肪會儲存並且作用很久，即使停止食用之後。

- 透過抑制多種酶，將膽固醇變成更糟的型式。

- 加重胰島素阻抗，提高血糖水平，以及糖尿病的風險。

- 增加血栓的風險。

- 增加罹患冠心症和心臟病發作的危險。

- 提高心律不整和猝死的風險。

- 增加高血壓的風險。

- 增加肥胖的可能性。

◆ 反式脂肪酸哪兒來？

含有氫化脂肪的製品，都會有反式脂肪酸，最常見的是人造奶油製品、起酥油，以及氫化或部分氫化的油。

因此，反式脂肪酸存在焙烤食品、甜甜圈、餅乾、蛋糕、洋芋片，還有用這種油製造的任何食品。在油炸食品、薯條，還有常用氫化油油炸的速食中也有。

◆ 避開反式脂肪酸

根據目前法規，所有食品包裝都必須列出反式脂肪含量，所以要習慣檢查包裝上頭的成分表。

如果看到「氫化」或「部分氫化」字樣，可以確認食物中一定含有反式脂肪酸，就應該避免。

遠離酥油、氫化油、氫化油製成的人造奶油，和一般油炸食品，尤其是那些速食連鎖店所販售。

如果真的喜歡人造奶油的風味，可以找到幾種以優格為底而製成的，內含 Omega-3 脂肪酸、不含有反式脂肪酸。同時減少所有精製碳水化合物，如麵包、白馬鈴薯、麵食、米飯、甜點和汽水。

實用方法 2：多吃芝麻

因為富含纖維、不飽和脂肪和其他有用的成分，芝麻一直被認為是一種增進健康的食物。

多數研究都支持這種想法，芝麻的某些成分具有抗氧化性能，並能降低 LDL 膽固醇。2006 年一項研究發現，二十六名高膽固醇的受試者（大於 240 毫克 / 分升），每天食用五十克研磨的烤芝麻，總膽固醇平均降低 5％，LDL 降低 10％[2]，芝麻還能抑制在肝臟內製造膽固醇的酵素（HMG-CoA 還原酶），芝麻素，則有助於降低血壓、冠心症的風險。

2006 年，一項發表在「藥用食品期刊」的研究指出，有關 40 名患有輕度高血壓跟糖尿病的成年人[3]，在四十五天的期間內，參與者在他們烹飪食物中使用芝麻油和其他油。研究人員發現，當他們用芝麻油烹飪時，他們的血壓和血糖下降。

2009 年，日本一項雙盲安慰劑對照的研究，二十五名輕度高血壓的中年人[4]，其中十二名每天服用 60mg 的芝麻素膠囊四週，然後第二個四週什麼補充劑也沒吃，最後四週服用安慰劑膠囊。另外其他十三名則是依照相反的順序，先服用安慰劑四週，然後四週無補充品，最後四個週服用芝麻素膠囊。

結果顯示，服用安慰劑對血壓的影響不大，而服用芝麻素，可以令收縮壓平均降低 3.5 mmHg，舒張壓平均下降 1.9 mmHg。

這些結果都有臨床效益，因為只需下降 2 至 3 mmHg，就可以減少冠心症的風險。芝麻還可以藉由阻礙 NFK-B，降低發炎。NFK-B 是細胞核的一部分，會產生炎性細胞因子和介質[5]。

◆ 在飲食中添加芝麻

芝麻具有溫和的堅果風味，可以很容易地結合到許多菜餚中，像是灑在炒青菜、穀物、切碎的水果、蒸蔬菜，或在麵包、餅乾等，也可以嘗試添加一湯匙左右的芝麻到麵糰，或將它們拌成沙拉醬或冰沙，也有人就直接用湯匙挖來吃。（由於 1/4 杯芝麻就超過 200 卡路里，小心可別過量了）。

實用方法 3：喝綠茶

綠茶，是天然兒茶素的卓越來源。

兒茶素有好幾個大族群，其中最好的就是 EGCG。過去四十年，兒茶素對健康的促進作用，已有廣泛顯著的研究結論支持，顯示兒茶素具有抗癌、抗菌和抗肥胖效果。

最有趣的是，兒茶素提供心臟保護作用，包括如下[6]：

- 減少 LDL 的氧化、提高 PON-1 酶，可以保護脂蛋白不被氧化和避免發炎。
- 透過降低有害的 LDL 膽固醇，改善血脂，同時提升保護性的 HDL 膽固醇。
- 上調肝臟中的 LDL 受體，幫助將 LDL 排泄進入腸道。
- 降低載脂蛋白 B，幫助將 LDL 膽固醇沉積到動脈壁的助手變少了。
- 降低 FA 合成酶的基因表現，有助於降低脂肪酸和脂肪生成。
- 增加粒腺體的能量利用率，從而提高所有細胞的能量，包括心臟細胞。

綠茶對於心臟健康的研究，令人印象深刻。人體研究當中，每天攝取含 224~674mg 的 EGCG 的綠茶萃取物，或是 1800cc 的綠茶，可以降低 LDL 膽固醇達 13％，還可以降低餐後三酸甘油酯水平，達 15 至 29％，它也降低危險殘餘顆粒的數量。

另一項研究，追蹤 1500 名過去幾年都沒有高血壓的中國人，結果發現，那些每天喝綠茶或烏龍茶 0.5 至 2.5 杯的人，有 46％的比例很難形成高血壓，而那些每天喝超過 2.5 杯的，這個數字更可以上升到 65％。

第三項研究，則是 1900 例曾經心臟病發作的病患，追蹤約四年。結果發現，那些經常喝二杯綠茶的人，在心臟病發作後的四年期間，他們的死亡風險下降了 31%。而那些每天喝超過二杯綠茶的人，他們的死亡風險降低了 39%。

◆ 在飲食中加入綠茶

綠茶口味溫和，美味爽口，所以納入自己的飲食不會有難事。早上第一件事情就是喝一杯綠茶，而且一整天隨時小飲幾口。因為咖啡因相當低，不會造成緊張不安或失眠。這裡的目標是攝取 EGCG 一天兩次 500mg，可以透過吃營養補充品，再加上一天幾杯綠茶，就可以輕鬆達成。

實用方法 4：攝取 Omega-3 脂肪酸

Omega-3 脂肪酸，存在冷水魚類和某些其他食物中，它們最早受到關注，是由於研究人員發現，儘管紐特人日常攝取非常大量的脂肪，卻極少罹患心臟疾病。

而他們脂肪來源是魚和海豹，其中含有大量的 Omega-3 脂肪酸，並不是牛肉或油炸食品。很快地，人們就發現到 Omega-3 脂肪酸，可以保護血管和心臟。

Omega-3 脂肪酸，有助心臟健康已有相當多的研究，包括如下：

- 二次心肌梗塞試行飲食──一項針對 2,033 名曾心臟病發作的患者，隨機對照的研究中發現，超過兩年的期間，攝食富含脂肪的魚類，或服用魚油補充劑，可能降低死亡率達 29%。

- 預防試驗──一項 11324 人的大型研究，受試者攝取 Omega-3 脂肪酸超過三年半的時間，無論是 EPA 和 DHA 型式。Omega-3 脂肪酸，可令總死亡率降低達 20%，因心血管問題死亡的降低 30%，而在猝死者減少 45% 左右。

- 缺血性心臟病研究——這項研究發現，Omega-3 脂肪酸攝入量最高的男性，與那些最低攝入量的相比，罹患致命或非致命冠心症的風險，低了 44%。

- 日本 EPA 脂質干預研究——這項研究中，18,645 名患者被隨機分配到每日服用史他汀類藥物組，或史他汀類藥物加 Omega-3 脂肪酸 EPA1800mg 組。持續平均 4.6 年的治療後，服用史他汀類加 EPA 組，比單純服藥組，遇到冠狀動脈問題，或非致死性心臟病發作的可能性，要低19%。

- 發表在美國醫學協會期刊的統合分析——統合分析是一種「統計的婚姻」，整合現有研究來，並廣泛全面的檢視議題。這個統合分析發現，低劑量的 Omega-3 脂肪酸 EPA 和 DHA（每天 250mg），可以降低冠心症的致死風險達 36%[7]。很多研究清楚顯示，Omega-3 脂肪酸能降低冠狀動脈心臟疾病、心臟病發作、心血管疾病和中風的風險。

因此，Omega-3 脂肪酸可以：

- 減少發炎。
- 改善內皮細胞功能失調。
- 降低 VLDL。
- 降低三酸甘油酯。
- 提高保護性的 HDL-2。
- 增加 LDL 顆粒大小。
- 降低粥狀硬化斑塊的增長，並促成斑塊消退。
- 降低冠狀動脈鈣化。
- 降低血液凝塊形成的風險。
- 降低高血壓。

- 降低心律不整和心房纖維顫動。

- 改善心率變異。

- 降低心搏率。

- 改善慢性心臟衰竭。

- 幫助身體製造強健的纖維帽壁，鎖住動脈壁的毒釀（帽蓋越厚越不太可能破裂，也防止沉積物進來接觸血液，形成血栓導致心臟病發作）。

- 增加一氧化氮（NO），和內皮性一氧化氮合成酶（eNOS）。

- 減少身體脂肪，幫助燃燒脂肪。

- 抑制 ACE 活性，並降低血管張力素 II 水平，從而減輕發炎、氧化壓力、血壓，和凝血，以及減緩異常生長。

- 降低轉化生長因子 - β 發炎標記。

- 降低微量白蛋白尿和改善腎功能（微量白蛋白尿，或從腎臟洩漏蛋白質到尿液，是心血管系統和腎臟，反映血管內皮細胞功能失調時的首要異常現象）。

- 穩定細胞膜，使細胞更有彈性，反應靈敏健康。

- 降低心臟冠狀動脈旁路接枝的閉塞（阻塞）。

- 降低 PTCA[譯註]的支架內在狹窄，並且減少冠狀動脈支架的置放數目。

- 減慢端粒耗損率，這又可以減少冠心症和心臟病發作的風險，有助抗老化。

【譯註】

PTCA（percutaneous transluminal coronary angioplasty），經皮冠狀動脈血管成型術，就是俗稱的心導管。

DNA 染色體，每次進行自我複製時，從兩端就會丟失一點點長度。

雖然不是丟失重要的遺傳訊息，最終還是使細胞染色體末端的保護蓋死去。這種保護蓋，由重複的 DNA 字串所組成，被稱作端粒，希臘文則是「結尾的部分」之意。

隨著每次染色體的複製，端粒就有部分被剪掉，但重要的 DNA 訊息會受到保護。（端粒也可以防止染色體末端彼此連接）隨著時間的推移，端粒帽越來越小，直到它最終消失，染色體被破壞而細胞死亡。這一過程，就像細胞死期的倒數計時一樣。

端粒初始長度，是由基因決定的，有些人幸運地擁有更長的保護蓋。但不管有多長，端粒會隨時間自然變短，並且可能因為發炎、氧化壓力、營養失調、肥胖，以及其它因素而加速變短。

端粒長度，可作為生物年齡的一個指標，較長的端粒代表 DNA、細胞，甚至整個人的壽命更長。每個人的端粒長度，應與自己實際年齡相符，甚至更好的話，比平均值長。這意味著，生理年齡小於實際年齡，也可能活得比平均值長。由於生理早衰，是冠心症風險的一項預測，**端粒縮短也預示著心臟疾病的風險**。

新的研究已經證實，端粒長度和 Omega-3 脂肪酸之間的關聯性。

2010 年，發表在「美國醫學協會期刊」的一項研究，檢視了 608 名冠心症患，測量他們白血球中端粒的長度，和 Omega-3 脂肪酸 EPA 和 DHA 的水平[8]。五年之後，再次檢查端粒長度，發現端粒長度和 Omega-3 脂肪酸的水平，呈反比關係，這表示那些 Omega-3 最高水平的受試者，端粒減少程度比那些 Omega-3 水平低的來的小。

這項研究結果，和 2007 年發表在權威的「柳葉刀（Lancet）期刊」的研究遙相呼應，研究發現中年高風險的族群，他們白血球的端粒長度「是未來冠心症的預測因子」。[9]

增加 Omega-3 脂肪酸的攝入量，不是減慢端粒縮短的唯一辦法。

其它方法包括：降低氧化壓力，同時增強氧化防禦系統，減少發炎、降血壓、脂肪、脂蛋白、葡萄糖和同半胱胺酸，減到理想體重，攝取最佳營養和限制熱量攝取，以及充足的睡眠、戒菸、增加一氧化氮、維生素 D，和雌激素的水平，多做運動等。

各種營養補充品，包括白藜蘆醇、維生素 K_2MK7、穀胱甘肽，和其他抗氧化劑也有幫助。

最後，某些藥物可以減緩端粒損耗率，這些包括血管張力素轉換酶抑製劑，還有用於治療高血壓，和心臟疾病的血管張力素受體阻斷劑，以及治療糖尿病的二甲雙胍藥物、高膽固醇史他汀類藥物、荷爾蒙替代療法和阿斯匹靈等。

在飲食添加 Omega-3 脂肪酸

Omega-3 脂肪酸，主要存在於富含脂肪的海中魚類，如鮭魚、鯖魚、鯡魚、鮪魚。

要知道的是，養殖場魚類的 Omega -3 脂肪酸，比起野生捕撈的魚來得低，這是因為飲食內容不同的關係。Omega -3 脂肪酸的其他來源，包括魚油、磷蝦和藻類。

雖然亞麻、亞麻仁和亞麻油具有 Omega-3 脂肪酸的前體，但吃這些，吸收效率都比較低，因為身體必須加以轉換才能獲得 Omega -3 脂肪酸。不僅轉換成 DHA/EPA 的比率小於 5％，而且這些前體更可能致使發炎性的 Omega-6 機轉，反而在一些患者中增加發炎和冠心症的風險。所以，並不推薦使用亞麻仁油。

我們的目標，是每天攝取 3~4 克的 EPA 和 DHA 的組合，約 EPA：DHA 比例為 3：2。

一份 3 盎司太平洋鯡或太平洋牡蠣，提供約為 1.8 克 EPA / DHA 組合，而 3 盎司的鮭魚可提供約 1.5 克。魚油補充劑，則可彌補不足的量。同時也建議該每 3~4 克 EPA / DHA 組合，要搭配 1.5~2 克（即總共 50％）的 γ - 亞麻酸（GLA），和 400 毫克的 γ -/ δ - 生育酚維生素 E，來進行平衡。

實用方法 5：多吃纖維

纖維，也稱膳食纖維或雜糧，是植物性食物不能消化的部分。

有些種類的纖維是水溶性的，這表示當它們由細菌在消化道中發酵時，會成為凝膠狀物質。其它的纖維，則是不溶性或惰性，它們吸收水、不會發酵，完整的通過消化系統。

一般來說，可溶性纖維有助於「掃蕩」多餘的膽固醇，並護送其排除體外，同時不溶性纖維，藉由幫助排便，改善腸道功能。

植物性食物的兩種纖維，通常有不同的比例。雖然纖維本身不具有營養價值，它只是簡單地通過胃腸道，但是它們可以改變其他物質的行為，對健康產生影響。

吃下大量的可溶性纖維，可降低冠心症，以及心血管疾病的風險。具體而言，可溶性纖維可以降低血糖和胰島素，還有總膽固醇、LDL 膽固醇，和三酸甘油酯的水平。

由隨機對照試驗的結果來看，可溶性纖維平均降低 LDL 達 10%。不溶性纖維與減少心血管疾病的風險，也有相關，可以減緩現有疾病的進展，也會降低心臟病發作的風險。不溶性纖維也能夠增加飽足感，降低熱量的攝取和減少肥胖的風險。

◆ 添加纖維你的飲食

這裡的目標，是每日攝取三十至五十克來自食物的總纖維質，而不是藉由補充品而來，而且其中至少要有十克是可溶性纖維。不溶性纖維在全穀類、豆類、新鮮蔬菜、水果（最好連皮吃）都有。可溶性纖維的良好來源，包括燕麥、豆類、水果、大麥，和洋車前子種子。

實用方法 6：吃大蒜

幾千年前，中國人認為大蒜能清血，古希臘人則用它提升奧運場上運動員的表現。

近代，有十三個不同的安慰劑對照組研究，781 名患者每天攝取標準化的大蒜萃取物 600~900mg，發現大蒜平均降低總膽固醇 16%。不過結果並不一致，一些研究表示，大蒜沒有任何好處可言，這種分歧在醫學研究上是常見的狀況，大多是由於不同的研究，所採用不同的受試者與不同的重點、使用不同的萃取物，以及在不同的時間長度進行，還有其他導致矛盾結果的變因所引致。

然而，已有足夠證據顯示，在一些人身上，大蒜可以透過減少 LDL 的氧化，和降低總膽固醇，進而防止冠心症。

◆ 在飲食添加大蒜

有很多方法，可將大蒜添加到飲食當中，例如切成蒜末加入湯品、燉肉、炒菜、沙拉和馬鈴薯泥等。水炒蔬菜時，加點肉湯或少許油和蒜茸。海鮮、家禽、肉類可用大蒜當作滷汁。

把整顆大蒜拿來燉肉，然後再把大蒜過濾掉，這樣不但可以增加大蒜攝取量，又能享受美味風味的肉湯。

實用方法 7：補充菸鹼酸

菸鹼酸是維生素 B 族的一員，也被稱為維生素 B_3，自 1900 年代中期就已經被用於促進心臟健康。儘管它已不算是降膽固醇藥物，但是菸鹼酸降低膽固醇的能力受到廣泛認可。

研究表示，每天服用一至四克菸鹼酸可以：

· 降低總膽固醇 20~25％。

· 降低 LDL10~~25％，尤其是那些小而密的有害 LDL。

· 降低三酸甘油酯 20~25％。

· 增加 HDL15~35％，尤其是保護心臟的 HDL-2。

菸鹼酸不只是將膽固醇數字，推往心臟健康的方向，它也可以：

· 一種強力抗氧化劑。

· 能降低小而密 LDL，將有害的 LDL-B 型式轉成 LDL-A 型式，並降低 LDL 顆粒數。

· 抑制 LDL 氧化。

· 降低脂蛋白 a。

· 降低載脂蛋白 B。

· 降低三酸甘油酯。

· 增加有益的 HDL-2B。

· 抑制血小板的功能，有助防止不必要的血栓。

· 抑制細胞因子、細胞粘附分子，和其它發炎標記。

有一項「冠狀動脈藥物治療計畫」隨機安慰劑對照試驗，進行為期六年共 3908 例的調查，結果顯示，菸鹼酸減少非致命性心臟發作的發病率達 26％，腦血管疾病達 24％。經過十五年的追蹤隨訪，菸鹼酸組的總死亡率，較安慰劑組低 11％。

◆ 服用菸鹼酸

菸鹼酸必須與食物一同服用。從每天 100mg 起，由每週 100 毫克的速度，緩慢增加劑量，直到有良好反應。

每天服用菸鹼酸之前，先吃低劑量阿斯匹靈有助減少潮紅，蘋果或蘋果泥，也有助於減少潮紅。此外，吃菸鹼酸時不要喝酒。

菸鹼酸的潛在副作用，包括潮紅、皮疹、血糖升高、尿酸升高，以及增加痛風、肝炎、皮疹、胃炎、消化性潰瘍、瘀傷，和心律不整的風險。

其中大多數是和劑量相關的副作用，所以從小劑量開始，仔細監測身體反應，只要早期發現任何副作用，就可以減少劑量來消除。要記得一般市售「不會潮紅」的菸鹼酸補充品，並沒有作用。它們是由被稱為 IHN 的不同化合物組成，臨床研究中，與會潮紅的菸鹼酸（維生素 B_3）進行比較時，不具效果。

實用方法 8：補充三烯生育酚

維生素 E 不是單一的物質。相反的，它是一組八個在體內有類似的作用的物質。這八個物質，被分為兩組，即三烯生育酚和生育醇。

各為 α-三烯生育酚、β-三烯生育酚、δ-三烯生育酚，以及 γ-三烯生育酚，另外一組也是分成 α、β、δ 和 γ-生育醇。

如果說食物或補充品含有維生素 E，實際上是包含了這八個形式中的一種或多種。因此，要多吃各種各樣的食物，才可確保獲得足夠的不同形式。但是一般補充品往往僅含一個或幾個形式，這會使補充效果不佳。

維生素 E 功能的各種形式研究，已經明確顯示，三烯生育酚在保護心臟上最具效益。流行病學「大規模族群的健康和習慣」的一項研究，顯示攝取含有豐富的高濃度三烯生育酚的飲食習慣，如穀物、蔬菜、水果等食品，會減少罹患心血管疾病的風險。

研究指出，三烯生育酚能改善膽固醇型態。2002 年的一項研究發現，每天補充 100 毫克富含三烯生育酚的 TRF 25，還可以降低[11]：

- 總膽固醇高達 20%。
- LDL 高達 25%。
- 載脂蛋白 B 高達 14%。
- 三酸甘油酯高達 12%。

實驗室研究顯示，三烯生育酚還具有抗氧化特性[12]。

◆ 服用三烯生育酚

我建議補充 100 毫克 γ / δ 三烯生育酚，在晚餐時一起吃，確保距離上一次攝取維生素 E，超過 12 小時以上，特別是 α-生育醇。

如果攝取 α-生育醇，應該要在每日攝取的生育醇補充品的總量 20% 以下，這會讓三烯生育酚更好吸收，並且分配到身體組織。

實用方法 9：補充泛硫乙胺

泛硫乙胺是泛酸（維生素 B_5）的衍生物，不過這並不意味它是不自然的，因為所有的維生素在體內都會經歷各種轉換，維生素的各種衍生物，都以不同性質和不同方式被利用。

泛硫乙胺的屬性，包括：降低膽固醇並保護心臟，有二十八個不同的研究顯示，646 名受試者中，泛硫乙胺可以 [13]：

- 降低總膽固醇達 15%。
- 降低 LDL 達 20%。
- 降低載脂蛋白 B 達 27.6%。
- 增加 HDL 達 8%。
- 增加載脂蛋白 A-I。
- 降低三酸甘油酯達 33%。

此外，泛硫乙胺還可以

- 減少脂肪的沉積，和主動脈和冠狀動脈中脂肪紋的發展。
- 減少主動脈壁，和冠狀動脈的內膜增厚。
- 降低 LDL 氧化。

◆ 攝取泛硫乙胺

一天三次攝取 300 毫克泛硫乙胺，或一天兩次 450 毫克。補充後，通常需要大約四個月，才會發會最大效用，不過需要六到九個月，才能顯示出成果。

實用方法 10：考慮採取補充鉻（如果缺乏的話）

鉻是一種微量元素，也就是說，人體只需要少量的鉻，就可以維持身體健康。

我們使用微克 mcg，而不是毫克 mg 來當作單位，因而在體內的量相對很少。然而，即使少量的鉻，也是執行重要的任務，因為鉻可以幫助：

- 降低總膽固醇。
- 增加 HDL。

◆ 服用鉻

建議只有不足時才服用補充品。鉻在肉類、奶酪、啤酒、全麥，和其他食物中都有。建議每天攝入 200 至 800 微克。

實用方法 11：補充輔酶 Q10

輔酶 Q10（CoQ10）由身體自然產生，是維持細胞功能的必需品。

它在需要大量能量的細胞，如心臟組織中被發現。輔酶 Q10 水平，會隨著年齡的增長趨於下降，患有慢性心臟病、癌症、糖尿病，和其他長期慢性病患中，也顯著較低。

雖然輔酶 Q10 並不會改善總膽固醇、LDL 或 HDL 水平，不過它也具有抗氧化作用，協助 LDL 不被氧化，降低脂蛋白 a 水平，並改善血管內皮細胞功能失調。

不幸的是，有數以百萬計的人，服用史塔汀類（statin drug）藥物如立普妥（阿托伐他汀，atorvastatin）會引起身體輔酶 Q10 短缺。這是一件極為弔詭的事情，因為**藥品是用來幫助心臟，卻同時傷害心臟的保護者**。基於此，每個服用史塔汀類藥物的人，都應該考慮服用輔酶 Q10。

即使是那些沒有吃史塔汀類藥物者，也應該吃輔酶 Q10，因為它有助於緩和發炎、氧化，並可控制膽固醇。

◆ 服用輔酶 Q10

要選擇註明「奈米」的高吸收型態的輔酶 Q10，或者是標籤上寫著「與脂質體或脂肪傳遞系統合用」，或是和少量含脂肪的食物一起攝取，以增加吸收效率。

通常每天 100 到 200 毫克就足夠，但在某些心臟疾病，或嚴重缺乏的狀況下，即使服用高劑量的輔酶 Q10，也是安全的。

實用方法 12：補充中國紅麴

中國紅麴米，是由紅麴菌發酵製成的。

紅麴具有類似控制膽固醇水平的史他汀類藥物的性質。許多研究表示，中國紅麴能：

- 降低 LDL 達 22% ~32%。
- 降低總膽固醇達 16~31%。
- 降低三酸甘油酯達 36%。
- 提高 HDL 達 20%。

中國紅麴藉由干擾膽固醇在體內的合成，增進健康。

◆ 服用中國紅麴

晚餐時服用中國紅麴 2400~4800 毫克。不要在來路不明的店家或網路購買，因為中國紅麴必須是乾淨無污染，最好從有高度信譽的商家購買。

實用方法 13：補充植物固醇

植物固醇是一種植化素的族群，天然存在於蔬菜、水果等食品之中，動物食品則沒有。因為植物固醇分子與膽固醇相似，它們可以替代消化道中的膽固醇，以避免膽固醇被身體吸收。

很多研究[14]已經證實，植物固醇具有降低膽固醇的效果，可以降低總膽固醇達 8%，降低 LDL 膽固醇達 10%，同時減少動脈粥狀硬化，和內膜中層厚度的增生，加速斑塊消退，降低心臟病發作和中風的風險。

◆ 服用植物固醇

每天服用二克，既安全又有效。

實用方法 14：補充多酚類物質和白藜蘆醇

多酚是天然的強力抗氧化劑，存在綠茶、蘋果、橄欖油、胡桃、石榴、可可，和其他類植物食物中。它具有強力抗氧化性質的化合物，可進一步分為類黃酮、木質素、酚酸和二苯基乙烯。

其中比較著名的多酚是白藜蘆醇，存在於葡萄、紫葡萄汁、紅酒、花生，和一些漿果的表皮上，可以降低膽固醇，並有助於清血，防止不必要和潛在的有害血栓。

針對一般多酚和白藜蘆醇的研究，已經證實可以：

- 減少發炎和增強抗炎性的一氧化氮水平。

- 具有抗氧化性能。

- 降低 LDL 的氧化。

- 改善內皮細胞功能條。

- 提高 PON-1 的活性，那是一種有助於防止 HDL 氧化的肝臟酵素。

- 改善血管張縮能力。

- 減少動脈粥狀硬化（動物實驗）。

- 降低總膽固醇，LDL 和三酸甘油酯。

- 保護端粒，延緩動脈老化。

- 減少體內脂肪。

- 降低血糖，改善胰島素阻抗。

◆ 服用白藜蘆醇和多酚

僅攝取反式白藜蘆醇，每天 250 毫克至 350 毫克。記得要在有信譽的店家購買（如生物研究中心），同時不需要吃太多，據臨床研究顯示，人體在這個的劑量的反應最好。

實用方法 15：補充維生素 C

富含於柑橘類水果、番石榴、紅椒、青椒、草莓，和其他食物中的一種水溶性維生素，維生素 C 是一種強大的抗氧化劑，它可以回收維生素 E，和改善血管內皮細胞功能失調。

維生素 C 的值和血壓呈負相關，攝取維生素 C 的量上升時，不管收縮壓或舒張壓都下降。大規模的人口研究顯示，冠心症的風險，會因為增加維生素 C 的攝取量而降低。維生素 C 的具體功用，包括如下：

- 抗氧化。

- 降低總膽固醇、LDL 膽固醇和三酸甘油酯濃度，同時增加 HDL。

- 改善主動脈的彈性和性能。

- 減少血栓形成。

◆ 服用維生素 C

每日服用 250~500 毫克的維生素 C。高劑量是安全的，不過可能會引起腹瀉。

實用方法 16：補充薑黃素

香料薑黃中（在東印度咖哩常用）發現的營養素，薑黃素具有抗氧化、抗炎和降低膽固醇的特性。

一項研究結果證實，十位健康成年人十天內，每天攝取 500 毫克薑黃素，血清脂質過氧化物下降了 33％、總膽固醇減少了 11.6％、HDL 上升了 29％。

◆ 服用薑黃素

每天服用 500 毫克，但一定要服用高品質的薑黃素，才能

獲得所有好處。薑黃素的副作用，包括噁心和腹瀉，對服用抗凝
藥物或相關補充品的人，可能會增加出血時間。

附錄 **6**

冠狀動脈相關疾病的
營養補充方案

　　這節附錄，提出「攻擊計畫」，針對冠心症預測因子進行改善計畫。

　　當中的每個項目，都有堅實的科學證據，以及最佳的臨床數據支持。

本書中，主要敘述如何減輕發炎、氧化、血脂異常、改善血壓、血流、血糖，和胰島素等營養補充品計畫。

這節附錄，將提供較多針對冠心症預測因子的改善計畫。

「攻擊計畫」中的每個項目，都有堅實的科學證據，以及最佳的臨床數據支持。

攻擊計畫 1：降低心臟病發的風險

- 乙醯左旋肉鹼（Acetyl-L-Carnitine，ALCAR）：每天兩次 500 毫克。
- α 硫辛酸（ALA）：每天 100~200 毫克，只吃 R- 硫辛酸。
- B 群、天然葉酸：每天 400 微克。
- 輔酶 Q10：每天 100 毫克。
- EGCG（兒茶素）：每天兩次 500 毫克。
- 纖維：每天 50 克。
- 葉黃素：每天 5 毫克。
- 茄紅素：每天 20 毫克。
- 鎂（螯合物）：每天兩次 500 毫克。
- 地中海飲食：很多橄欖油和橄欖提供單元不飽和脂肪酸。
- 菸鹼酸：每天 5 00 至 1000 毫克。
- Omega-3 脂肪酸：每天 3~5 克。
- 反式白藜蘆醇：每天 250~300 毫克。
- 維生素 C：每天兩次 250 毫克。。
- 維生素 D：增加血液水平到 50~60 毫微克 / 毫升。
- 維生素 K_2MK7：每天 100 至 150 微克。

維生素 K 像許多其他維生素一樣，有許多的型式。K₂ 形式，已被證明可以保護心臟和心血管系統，而 K₂ 形式則沒有這樣的保護作用。

鹿特丹一項研究指出，吃最多維生素 K₂ 的族群，比起那些吃最低的族群，冠心症的風險少了 57％[1]，降低主動脈鈣化的風險 52％，和 26％的整體風險。因此，可以得知最佳的心臟保護形式，正是維生素 K₂MK7。

攻擊計畫 2：抑制 LDL 氧化

- 輔酶 Q10：每天 100 至 200 毫克。
- 薑黃素：每天 1~2 湯匙的食物型式，或標準補充品型式。
- EGCG：每天兩次 500 毫克。
- 大蒜：每天 1 至 2 粒。
- 菸鹼酸：每天 500 至 1000 毫克。
- 油酸（單元不飽和脂肪酸，或 MUFA）——每天特級初榨橄欖油 5 湯匙。
- 泛硫乙胺：每天 450 毫克兩次。
- 多酚：多種水果和蔬菜、紅酒、葡萄、葡萄乾。
- 反式白藜蘆醇：每天 250~350 毫克。
- 維生素 E（γ/δ 三烯生育酚）：每天 100 毫克。

攻擊計畫 3：將小而密的 B 型 LDL，轉換為大而鬆的 A 型 LDL

- 菸鹼酸：每天 500 至 1000 毫克。
- Omega-3 脂肪酸：每天 3~5 克。

- 植物固醇：每天 2 克。
- 降低血液中的三酸甘油酯到低於 75%。
- 減少精製碳水化合物攝入量。
- 水溶性纖維：每天 50 克。

攻擊計畫 4：降低脂蛋白 a

- 酒精（紅葡萄酒）：每天大約 180cc。
- 阿斯匹靈：每天 81 毫克。
- CoQ10：每天 100 至 200 毫克。
- 雌激素生物同質荷爾蒙。
- 運動（見第十一章）。
- 左旋肉鹼：每天兩次 2000 毫克。
- N- 乙基半胱胺酸：每天兩次 500 至 1000 毫克。
- 菸鹼酸：每天 500 至 1000 毫克。
- Omega-3 脂肪酸：每天 3~5 克。
- 維他命 C：每日 3 克以上。
- 維生素 E（γ / δ 三烯生育酚）：每天 100 毫克。

攻擊計畫 5：增加 HDL-2 和 / 或轉換的 HDL-3 與 HDL-2

- 酒精（紅葡萄酒）：每天大約 180cc。
- 運動（見第十一章）。
- 菸鹼酸：每天 500 至 1000 毫克。
- Omega-3 脂肪酸：每天 3~5 克。

- 泛硫乙胺：每天兩次 450 毫克。
- 減少反式脂肪酸，和飽和脂肪酸的攝入量。
- 減重。
- 戒菸。

攻擊計畫 6：減少腸內膽固醇的吸收

- EGCG：每天兩次 500 毫克。
- 混合性纖維：每天 50 克。
- 植物固醇：每天 2 克。
- 芝麻：每天 40 克。

攻擊計畫 7：降低總膽固醇和 LDL

- 菸鹼酸：每天 500 至 1000 毫克。
- Omega-3：每天脂肪酸 3~5 克。
- 泛硫乙胺：每天兩次 450 毫克。
- 植物固醇：每天 2 克。
- 紅麴：每天 2,400 至 4800 毫克。
- 芝麻：每天 40 克。
- 可溶性纖維：每天 50 克。
- 維生素 E（γ/δ 三烯生育酚）：每天 100 毫克。

攻擊計畫 8：降低 LDL

- EGCG：每天兩次 500 毫克。

- 磷蝦油：每天 3 克。

- 菸鹼酸：每天 500 至 1000 毫克。

- 泛硫乙胺：每天兩次 450 毫克。

- 每植物固醇：每天 2 克。

- 紅麴：每天 2,400 至 4800 毫克。

- 芝麻：每天 40 克。

- 維生素 E（γ/δ 三烯生育酚）：每天 100 毫克。

攻擊計畫 9：為了降低甘油三酯

- 混合性纖維：每天 50 克。

- 磷蝦油：每天 3 克。

- 菸鹼酸：每天 500 至 1000 毫克。

- Omega-3 脂肪酸：每天 3~5 克。

- 泛硫乙胺：每天兩次 450 毫克。

- 紅麴：每天 2,400 至 4800 毫克。

攻擊計畫 10：改變清道夫受體或 NADPH 氧化酶的信號

NADPH 氧化酶，使巨噬細胞吞入修飾 LDL 膽固醇，成為泡沫細胞，然後誘導脂肪條紋，並加重發炎。阻斷這種酶，就可以減少這種影響。

- N- 乙醯半胱胺酸：每天兩次 500 至 1000 毫克。

- 反式白藜蘆醇：每天 250 至 300 毫克。

攻擊計畫 11：降低血糖

- 生物素：每天兩次 8 毫克。
- 肌肽：每天兩次 500 毫克。
- 鉻：每天 800 微克。
- 肉桂：每天兩次 3 克。
- EGCG：每天兩次 500 毫克。
- 蘋果酸鎂螯合物：每天兩次 500 毫克。
- R 硫辛酸：每天兩次 100 毫克。

攻擊計畫 12：降低血壓

（可參考拙作《關於高血壓，醫師可能不會說的事》（暫名），即將由博思智庫出版。）

- 可可黑巧克力：每天 30 克。
- CoQ10：每天兩次 100 毫克。
- 鎂：每天兩次 500 至 1000 毫克。

  （注意：如果患有腎臟疾病，服用鎂之前，請諮詢你的醫生，不然可能無法正常排泄礦物質，它可能使血液達危險濃度。）

- 改良版 DASH 飲食 II。
- Omega-3 脂肪酸：每天 3~5 克。
- 鉀：每天 5000 毫克。

  （注意：如果你有腎臟疾病，服用鉀之前諮詢你的醫生，不然你可能無法正常排泄礦物質，它可能使你的血液達危險濃度。）

- R 硫辛酸：每天兩次 100 毫克。

- 鈉：每天限制在 2000 毫克。

- 牛磺酸：每天兩次 3 克。

- 反式白藜蘆醇：每天一次 250 毫克。

- 維生素 B_6：每天兩次 100 毫克。

- 維生素 C：每天兩次 250 毫克。

- 維生素 D：增加血液水平 50-60 毫微克 / 毫升。

- 裙帶菜海藻：每天 3-4 克。

- 乳清蛋白：每天 30 克。

- 鋅：每天 50 毫克。

攻擊計畫 13：減少脂肪

- 肉鹼酒石酸鹽粉：每天 2 克，三次隨餐。

- EGCG：每天兩次 500 毫克。

- Omega-3 脂肪酸：每天 5 克以上。

- 反式白藜蘆醇：每天 350 毫克。

評估
心臟年齡

遺傳、飲食、運動習慣，以及其他許多因素，都會加速或延緩心臟和血管的老化狀態。

正如威廉‧奧斯勒（William Osler）爵士（現代臨床醫學之父）所說：「你和你的動脈一樣老，」

如果你問：「一個典型病人的心臟有多老？」

對方很可能會有點困惑的回答：「和我年齡一樣大吧。」

就某個意義上，當然是正確的，心臟和動脈都跟身體同時出生，但在某個意義上卻是錯誤的，**因為身體的不同部分都以不同的速率成長。**

皮膚最容易看到這一點：有些人在五、六十歲時，就有下垂、皺紋、斑點等，而有些人則可能維持緊實、豐滿，相對水嫩的皮膚。**這種差異是由於遺傳、陽光、飲食、體重、運動、壓力和睡眠等各因素所造成。**

這樣的觀點，同樣適用於心臟和動脈。

從時間上來說，它們是完全隨著年齡而增長，但是就功能的角度來看，它們可能會顯著比你的年齡更為年輕或更加衰老。

正如威廉・奧斯勒（William Osler）爵士（現代臨床醫學之父）所說：「你和你的動脈一樣老。」

遺傳、飲食、運動習慣，以及其他許多因素，都會加速或延緩心臟和血管的老化狀態，這就是為什麼，有些人在晚年仍然保持良好的心血管健康狀況，而其他人在年輕時，就開始與相關疾病奮鬥。

遺憾的是，人體沒有天生的「心臟健康儀表板」，顯示心血管系統運作的現況。然而好消息卻是，過去幾十年當中，已經發展出許多高科技的測試法，讓我們得以了解，心臟和動脈的運作狀況，以及心臟到底比實際年齡年輕？還是衰老？

看看裡面在幹嘛？

目前還沒有那種，能測出心臟或動脈實際年齡的科技。

所以我們沒法說：「瓊斯先生，你現在52歲，不過你的心臟是57歲！」或者「泰勒女士，妳的心臟比實際年紀還要年輕3.7歲！」

不過，還是可以知道，心臟和動脈是否發揮和年齡相應的功能，這會是保護心臟的一個重要步驟。對於如何加強心臟，甚至必要的話，減緩它的功能老化。

可以透過檢查每個主要危險因子，運用非侵入性的心血管檢查方法，確定動脈的年齡，還有一種稱為端粒測試的基因測試法，檢視染色體長度，用以預測生化年齡。

下表是我認為冠心症的前20名風險因子，還有相關的檢查：

◆ 內皮細胞功能失調

可在醫生的診療室施作，且容易測量，不到十五分鐘就可以完成，屬於非侵入性的檢查，但是結果準確，並且相對便宜。

同時測量內皮細胞功能失調、血管彈性，和中央血壓，對於未來可能的心血管疾病具有相當高的預測能力，例如冠心症、心臟病發作、中風和周邊動脈阻塞性疾病等。這也可以預測動脈年齡。

這些測試，包括電腦化的動脈脈搏波形分析（CAPWA）、內皮細胞功能檢測器（EndoPAT）、數位熱能監控（DTM）、頸動脈超音波和踝肱指數（ABI）。

◆ 增加氧化壓力或缺乏氧化防禦

檢查血液和尿液中的一些標記，比如8 hydroxyguanosine（8-OHG）、脫氧鳥苷（8-OHDG）、丙二醛（MDA）、8-異鯊肝油烷（8 iso-prostane）、過氧化氫酶、穀胱甘肽、SOD（超氧化物歧化酶）、TBARS，還有自由基抗氧化能力（ORAC）、彗星試驗等。

◆ 高血脂

測量包含總膽固醇，LDL、HDL 和三酸甘油酯等標準測試的總脂肪檢查。

還要再加上檢查 LDL 大小和顆粒數、HDL 的大小和類型、VLDL、殘餘顆粒、脂蛋白 a、載脂蛋白 B、載脂蛋白 C-II、載脂蛋白 A-I 和 A-II、對氧磷酶（paroxonase）、氧化的 LDL、Omega-3 指數，和血清游離脂肪酸。

聽起來好像很多種，不過全部都可以用簡單的驗血就做到，就像一般的膽固醇測試一樣。這些整體的測試，包括 LPP（SpectraCell 實驗室作的脂蛋白顆粒資料）、NMR（LipoScience 的核磁共振）、LDL-S3GGE 和 HDL-S10GGE（伯克利心臟實驗室），和 VAP（Atherotec 公司）。

◆ HS-CRP 和發炎的增加

透過血液檢查 HS-CRP、TNF-α、介白素 6、介白素 1B，以及其他因子。

◆ 同半胱胺酸升高

透過血液檢查維生素 B_{12}、維生素 B_6，或葉酸的濃度，或是在 MTHFR（甲基四氫葉酸還原酶）基因中的缺陷。

◆ 高血壓

進行包括二十四小時動態血壓監測（二十四小時 ABM），這是現在的最高等級測試，可以比單單到診所作標準血壓檢查，提供更多的訊息。如果患者能正確地使用一般家庭血壓監測器，也能做到。不過，手腕和手指血壓計不夠準確，並不建議使用。

由於幾十年來的研究結果，現在我們知道，**高血壓是一個複雜的疾病，而不是簡單因為吃太鹹或壓力太大，而造成的結果。**

高血壓，就如同冠心症一樣，是從動脈開始發展：

1、血管氧化壓力增加。

2、血管發炎。

3、血管自體免疫功能失調。

4、血管生理異常，與內皮細胞功能失調，還有血管平滑肌異常。

這代表高血壓不只是一個疾病，是結合眾多疾病狀態交互的症候群。如圖四所示，高血壓關係到動脈和腎臟的問題，身體處理血糖和脂肪的方式改變，在心臟的結構和功能上的變化，以及更多變化等。一旦患有高血壓，它就會促成某些類似的有害狀態的進展，導致惡性循環，製造身體的災難。

因為高血壓是非常複雜的疾病，只有每年在診所量個一次是不夠的。雖然診間血壓可以檢視明顯的血壓讀數，但是無法確認，早期階段高血壓的細微變化信號，而且血壓指數也可能高高低低，也不一定在每年兩分鐘的檢查中發現。

許多檢查，還可以用來衡量心血管健康，將在下面進行討論。

以下列出可以評估的血壓變數：

· **血壓晝夜下降**

血壓通常於睡覺時，會下降約 10%，但應該不會下降太多。過度下降、不降反升，或是不下降都顯示身體的狀況。這些變化要經過二十四小時動態血壓監測，才會知道。

· **血壓變異性、壓力感受器功能障礙和敏感性**

壓力感受器是動脈裡的小區域，監測血壓並給大腦發送信號。血壓變異，是心臟疾病和中風的一個獨立風險因子。血液變異和壓力感受器的問題，都可以用二十四小時動態血壓監測，進行檢查。

· 清晨血壓飆高

血壓通常在清晨時增加,甚至在下床之前,因為身體要準備一天的行程,屬於晝夜節律的一部分。安全的增幅應該小於5%,增加到20%就可能有風險,這也需要透過二十四小時動態血壓監測檢查。

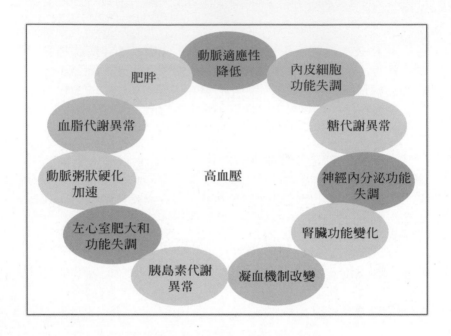

圖四:高血壓症候群不僅僅只是血壓升高

· 脈搏波輪廓、放大指數,和脈波傳導速度(PWV)

血液不是一塊一塊的通過動脈,相反的,它是以脈衝的方式通過,有時快,有時慢。

在血管中,當心跳產生的推力接近結束時,波的能量會被反射回到心臟。脈波的行為模式,會隨年齡和某些疾病狀態,包括血管內皮細胞功能失調，而有所變化。

脈波可透過 CAPWA 監視，藉由檢測主動脈剛性的增加，還有收縮壓的增大等，在反射波的變化，可以預測心臟疾病和中風的風險。

· 白袍高血壓

這是一種高血壓型態，當一個人去到診所或醫院量的時後，血壓就上升。這要用二十四小時動態血壓監測，或讓病人在家測血壓，或者使用一個完善的標準血壓計和聽診器檢查。

· 屏蔽高血壓

和白袍高血壓相反，通常是在醫院檢查變正常，和在家裡量的不一樣。這也要二十四小時透過動態血壓監測。

· 脈壓變大

血壓讀數一般為兩個數字，比如 120/80。第一個數字是收縮壓，是當心臟收縮時的壓力；第二個數字是舒張壓，是心臟放鬆時的壓力。兩者的差值就是脈壓，比如上述的血壓，脈壓就是 40，脈壓值過小，代表心臟功能不良、心臟輸出量低、心臟衰竭，或心包有積液。脈壓數字太大，代表動脈非常僵硬，已經失去原有的彈力，這是動脈粥狀硬化的跡象。脈壓的計算十分簡單，安全的數值通常是約 40 至 50。

· 運動高血壓

運動時，通常收縮壓會增加，但數量一般不超過 180 毫米汞柱（舒張血壓下降或保持相同）。收縮壓如果太高，就可能有內皮細胞功能失調、動脈失去彈性，並且未來可能患有高血壓。這也可能代表心血管調節功能極差，需要做心臟壓力測試，還有二十四小時動態血壓監測（如果在二十四小時期間內，患者有運動的話），安全的數字，收縮壓小於 180 毫米汞柱，舒張壓沒有變化或只有約 10％的下降。

· 鹽敏感

　　美國人約有 10％到 20％有鹽敏感，非裔美國人的比率可高達 75％。鹽敏感性，是測量氯化鈉或食鹽管制時的血壓升高值，或當鹽被限制時的血壓減少值。安全的數字，通常是管制鹽用量時變化要小於 10％。

· 左心室肥大和舒張功能降低

　　左心室，是四個心臟腔室中最大的，負責推動新鮮氧合血進入整個身體。

　　左心室肥大或增生，可能是天生或是有氧訓練所造成，也它可能代表生病的心臟，企圖彌補血壓的上升，或是異常的心臟值，或根本就是心肌細胞本身虛弱的問題。例如高血壓，可能會導致左心室肥厚，因為它試圖將血液推進阻力增大的身體。關於左心室肥厚，可以用心臟超音波測量。

· 動脈硬度增加

　　動脈硬化，是一個用來描述動脈變硬的名詞，動脈硬化可能的原因有很多，包括高血壓、血脂異常、糖尿病。

　　硬化的動脈，執行工作的能力較差，代表血液將產生各種症狀，這取決於身體的哪個部位受到影響。如果發生在腿部，將有輕微的運動困難（周邊動脈阻塞性疾病或跛行），需要注意的是，動脈硬化或動脈僵硬，和粥狀動脈硬化不完全是同一檔事，這涉及動脈壁內斑塊的沉積。動脈粥狀硬化，是動脈硬化的一種形式。關於動脈硬化，可以用 CAPWA 來檢查並量化。

· 頸動脈內膜中膜厚度

　　這個厚度，強烈關係冠心症，以及未來的心血管問題，要採用頸動脈內膜中膜厚度檢查（IMT）進行檢測。

· 冠狀動脈鈣化

　　這可以用來預測冠心症和可能的心臟病發作，鈣越多，心臟病發作的風險越大。關於冠狀動脈鈣化測試，可以用電子束斷層攝影（EBT）檢測。

- 內皮細胞功能失常 -

  可採用 CAPWA、EndoPAT、DTM 等檢查。

- 微量白蛋白尿

  採用點尿測試進行檢查。

- 肌酸酐升高，還有 GFR 的降低 -

  肌酸酐是肌肉分解的產物，通常是血液經由腎臟濾除。當腎臟功能不佳時，肌酸酐的水平上升。腎絲球濾過率（GFR）是用來測量腎功能，並評估腎臟疾病的嚴重程度。肌酸酐採用血液試驗來檢查，並將結果用於計算 GFR。正常肌酸酐水平，要低於 1.0 毫克，正常 GFR 則是每分鐘要超過 100 毫升。

- 高血壓視網膜病變

  簡單地說，這是因為血壓升高導致視網膜損壞。

  可以用眼底鏡，或其他特殊的視網膜成像裝置檢查，醫生能夠看到視網膜血管變窄、凹陷、動脈粥狀硬化，以及其它問題。視網膜動脈，被認為是大腦動脈的一個「窗口」，可以觀測身體動脈，可以簡單地藉由觀測眼睛的動脈，用以評估動脈狀態。視網膜動脈不應該變小、增厚，或是凹陷。

- HS-CRP 升高

  透過血液測試檢查 HS-CRP。正常值應小於 2.0 毫克 / 升。

- 中央血壓（CBP）升高

  大多數人認為血壓讀數只能測量周邊壓力，或者上臂的壓力，但其實還可以檢測主動脈的壓力。主動脈是從心臟伸出的大動脈，量測到的就是中央血壓，也就是剛離開心臟的血壓，對心血管疾病和左心室肥大來說，這是比標準血壓讀數更好的預測因子。

直接測量中央血壓，是一種侵入性的過程，要將一個裝有壓力傳感器的管線，從腹股溝穿進主動脈。不過，中央血壓也可以間接地使用非侵襲性血壓／心血管機，用檢查身體不同點的血壓，和它們之間的差異來確定。量得的資料，以數學公式計算出中央血壓讀數。中央壓力應為約 120/80 毫米汞柱或更小。

· 周邊動脈阻塞性疾病

這是引起腿部血流不暢的原因，可用 ABI 檢測。

這些測試不是每一個都要做才能確定心血管風險。但是，每年一次只少要量一次血壓，並作一次 24 小時動態血壓監測，以避免不當的診斷，過度治療，或治療不足。最好還是投入一點時間和金錢來確認血壓在安全範圍內，或是需要及早開始治療。

◆ 生理年齡

這是用端粒測試，確定五年內端粒長度的縮小程度。端粒較長，代表心臟疾病的風險降低，並預測血管老化，和一般的老化都較緩慢。端粒測試可在德州休士頓的 SpectraCell 實驗室施作。

◆ 危險基因

可用 SNP 檢測來檢查。會引起嚴重高血壓，和心臟問題的遺傳變異，包括 ACED /D 和 I/D 基因，adducin 基因和血管張力素原基因。不過，許多人本來就多多少少有基因的變化，稱為單核苷酸多態性 SNP，其作用非常微妙，只有當其他因素起作用時，才會誘發身體的疾病。

SNP 是單核苷酸多態性的縮寫，DNA 的小型的基因改變，就是原本由四個字母組成的遺傳因子：腺嘌呤（A）、鳥嘌呤（G）、胸腺嘧啶（T），以及胞嘧啶（C），被其他的一個字母代替。

例如，或許在 DNA 區段核甘酸的順序，應該是 ACTTCAG，但是最後的字母被改變了，變成 ACTTCAT，這就叫單核苷酸多態性。

單核苷酸多態性很常見，大部分都無關緊要。但是，如果它們發生在 DNA 內，有關編碼蛋白質的一部分，就可能改變蛋白質的行為方式。

這種改變的蛋白質，可能不足以觸發自身的疾病，但如果它改變的是身體轉換營養素的方式，或是處理血糖的方式，或其他數以千計的動作方式，那就可能將身體的健康平衡，倒向疾病的一邊。

舉例來說，某個特定的 SNP，使得人體代謝維生素 D 變的有困難。對於本來就會攝取大量的維生素 D，或會去曬太陽的人可能沒影響。但是，如果這個 SNP 發生在飲食中維生素 D 含量低，或是住在陽光不足地區的居民，或是需要服用抗酸劑，或是干擾維生素 D 吸收的藥物的人，那維生素 D 缺乏症的風險發生，就會顯著增加。

換言之，本來小小的 SNP 問題，**會因為飲食、缺乏體力活動，以及其他生活方式的因素**，被轉換成主要問題。

有些 SNP 對身體的影響廣泛，有些則是產生特定的問題（假如生活方式剛好造成互動影響）。例如，SNP 發生在 1p13 染色體，會影響到 LDL 的分泌而且增加心臟病發作的風險。另一個 SNP，則是因為干擾超氧化物歧化酶（SOD），導致氧化損傷，增加冠心症的風險。在 EC-SOD（R213G）的突變，會減少動脈壁 SOD，並且升高血漿 SOD。這會減少動脈壁上的氧化防禦，增加氧化壓力，導致增加冠心症的風險。

已經有七百多單核苷酸多態性，證實心臟疾病、高血壓和心血管健康有關。這裡是其中的幾個例子；

· 高血壓

有超過五百多個 SNP 與高血壓相關，包括 ACE DD、adducin、血管張力素、NOS3 ADM、ADRB2 和 AGT／M235T。

．HDL 和 LDL

PPARC／Pro12A1a、CETP／TAGL、LPL／1595C> G、APOC3／2854T> G 和 APO AI／75G>A。

． 氧化壓力和防禦

SOD2、SOD 3、NOS3、過氧化氫酶、穀胱甘肽過氧化酶，和穀胱甘肽。

． 發炎標記

TNF-α、IL-6、IL-1-B。

． 葉酸

MTHFR。

． 冠心症和心臟病

EC-SOD、金屬硫蛋白MT1A、CDT、GPX、APO E 4、TSP 1，和 4、YKL-40、KIF 6、CETP TAQ 1B。

不要擔心上述的英文縮寫。重點是這數百個 SNP 干擾身體的健康，並製造了冠心症和相關疾病的溫床。還有多個 SNP 仍有待確定其風險。

在此期間，可以在一些實驗室，如 Doctor's Data（醫生數據）、Genova Diagnostics（在台灣與瀚仕功能醫學研究中心合作），和 Quest Diagnostics（奎斯特診斷公司）等地方進行 SNP 測試。

但是請記住，SNP 只是一種傾向，不是注定發生的災難。知道問題在哪兒，可能是一件幸事，因為這可以讓我們採取改正的措施。

◆ 掃描心臟鈣化

採用電子束斷層攝影術、心臟 CT 掃描，和／或心臟 MRI。

◆ 缺乏荷爾蒙

採用血液、尿液，和去氫皮質酮唾液測試、游離睪固酮、性荷爾蒙結合球蛋白、雌二醇、雌三醇、雌酮、黃體素代謝、生長激素、IGF1，和 IGF3 檢測。

◆ 糖尿病

檢測血糖值（空腹和飯後），胰島素和胰島素原增加的水平、C 肽、糖化血紅蛋白，和葡萄糖耐受不良代謝症候群的參數。

◆甲狀腺功能低下症，或促甲狀腺激素（TSH）的亞臨床疾病

由血液測試 TSH、游離 T4、游離 T3、T3 反轉和甲狀腺抗體。

◆ 重金屬增加

汞、鉛、鎘、砷、鐵和其他金屬，透過血液和尿液檢查。

◆ 缺乏運動

沒有測試必要。

◆ 缺乏睡眠

用專業設施進行睡眠檢查研究。受試者裝上各種監視器，和腦電波等功能進行監測度，在測試的地方過夜。這些分析，以確定睡眠問題是屬於生理性的，或是與睡眠的衛生品質不良有關，如睡前喝咖啡，或臥室不夠暗。

◆ 維生素 K 和維生素 D 過低

用標準驗血檢查。

◆ 左心室肥大和舒張功能障礙（DD）

可以用心臟超音波，以及其他心臟檢查。

◆ 微量白蛋白尿或腎臟疾病

採取驗血就可以，微量白蛋白尿就和尿液檢查一起檢測。

腎臟疾病與血液測試，可以測量血清肌酸酐或計算 GFR，這可以確認腎臟疾病的階段。

◆ 肥胖

計算 BMI，量測腰圍和身體組成，測量內臟（腹部）脂肪，和身體總脂肪測量。

◆ 吸菸

沒有測試的必要，患者自己知道有沒有抽菸。不管一手菸二手菸都一樣。

參考文獻

chapter3 發炎：心臟病的可怕元凶

1. El Fadi, K.A., N. Ragy, M. El Batran, et al. "Periodontitis and Cardiovascular Disease: Floss and Reduce a Potential Risk Factor for CVD." Angiology 2010 Aug 3. [Epub ahead of print].

2. Schmelzer, C., I. Lindner, G. Rimbach, et al. "Functions of Co enzymeQ10inInflammationandGeneExpression."Biofacto rs2008;32(1–4):179–183.

3. Wang X.L., D.L. Rainwater, C. Mahaney, R. Stocker. "Cosupplementation with Vitamin E and Coenzyme Q10 Reduces Circulating Markers of Inflammation in Baboons." American Journal of Clinical Nutrition 2004; 80(3):649–655..

4. Kadoglou, N.P., F. Iliadis, N. Angelopoulou, et al. "The Anti-inflammatory Effects of Exercise Training in Patients with Type 2 Diabetes." European Journal of Cardiovascular Prevention and Rehabilitation 2007; 14(6):837–843.

5. See, for example, Donges, C.E., R. Duffield, and E.J. Drinkwater. "Effects of Resistance or Aerobic Exercise Training on Interleukin-6, C-Reactive Protein, and Body Composition." Medicine and Science in Sports and Exercise 2010; 42(2):304–313.

6. Murakami, K., S. Sasaki, Y. Takahashi, et al. "Total n-3 Polyunsaturated Fatty Acid Intake Is Inversely Associated with Serum C-Reactive Protein in Young Japanese Women." Nutrition Research 2008; 28(5):309–314..

7. Block G., C.D. Jensen, T.B. Dalvi, et al. "Vitamin C Treatment Reduces Elevated C-Reactive Protein." Free Radical Biology and Medicine 2009; 46(1):70–77.

chapter4 抑制氧化，一個醞釀中的災難

1. Blankenberg, S., H.J. Rupprecht, C. Bickel, et al. "Glutathione Peroxidase 1 Activity and Cardiovascular Events in Patients with Coronary Artery Disease." New England Journal of Medicine 2003; 349(17):1605–1613..

2. Hninger, I., M. Chopra, D.I. Thurnham, et al. "Effect of Increased Fruit and Vegetable Intake on the Susceptibility of Lipoprotein to Oxidation in Smokers." European Journal of Clinical Nutrition 1997; 51(9):601–606.

3. Southon, S. "Increased Fruit and Vegetable Consumption:Potential Health Benefits." Nutrition, Metabolism, and Cardiovascular Diseases 2001; 11(4 Suppl):78–81.

4. Roberts, W.G., M.H. Gordon, A.F. Walker. "Effects of Enhanced Consumption of Fruit and Vegetables on Plasma Antioxidant Status and Oxidative Resistance of LDL in Smokers Supplemented with Fish Oil." European Journal of Clinical Nutrition 2003;57(10):1303–1310.

5. M.C. Houston et al. "Juice Powder Concentrate and Systemic Blood Pressure, Progression of Coronary Artery Calcium and Antioxidant Status in Hypertensive Subjects: A Pilot Study."Evidenced-Based Complementary and Alternative Medicine 2007;4:455–462.

6. Coimbra, S., E. Castro, P. Rocha-Pereira, et al. "The Effect ofGreenTe ainOxidativeStress."ClinicalNutrition2006;25(5): 790–796.

7. Young, J.F., L.O. Dragstedt, J. Haraldsdottir, et al. "Green Tea Extract Only Affects Markers of Oxidative Status Postprandially: Lasting Antioxidant Effect of Flavonoid-Free Diet." British Journal of Nutrition 2002; 87(4):343–355.

chapter5 搞定膽固醇：那些數字沒告訴你的事

1. The levels of the items in this and the next two bulleted items can be measured by one of the new expanded lipid profile tests, such as Lipoprotein Particle Profile (LPP) by SpectraCell Laboratories, nuclear magnetic resonance (NMR) by LipoScience, LDL-S 3GGE and HDL-S 10GGE by Berkeley Heart Lab, or Vertical Auto Profile (VAP) by Atherotec.

2. Salmeron, J., F.B. Hu, J.E. Manson, et al. "Dietary Fat Intake and Risk of Type 2 Diabetes in Women." American Journal of Clinical Nutrition 2001; 73(6):1019–1026. Lichtenstein, A.H., L.M. Ausman, S.M. Jalbert, et al. "Effects of Different Forms of Dietary Hydrogenated Fats on Serum Lipoprotein Cholesterol Levels." New England Journal of Medicine 1999; 340(25):1933–1940. Lemaitre,R.N., I.B. King, T.E. Raghunathan, et al. "Cell Membrane Trans Fatty Acids and the Risk of

Primary Cardiac Arrest." Circulation 2002; 105(6):697–701. Oomen, C.M., M.C. Ocke, E.J. Feskens, et al. "Association Between Trans Fatty Acid Intake and 10-Year Risk of Coronary Heart Disease in the Zutphen Elderly Study: A Prospective Population-Based Study." Lancet 2001; 57(9258):746–751. Schaefer, E.J. "Lipoprotein, Nutrition, and Heart Disease." American Journal of Clinical Nutrition 2002; 75(2):191–212.

3. Raederstorff, D.G., M.F. Schlacter, V. Elste, et al. "Effect of EGCG on Lipid Absorption and Plasma Lipid Levels in Rats." Journal of Nutritional Biochemistry 2003; 14(6):326–332. Lin, J.K., and S.Y. Lin-Shiau. "Mechanisms of Hypolipidemic and Anti-Obesity Effects of Tea and Tea Polyphenols." Molecular Nutrition and Food Research 2006; 50(2):211–217. Hirano-Ohmori, R., R. Takahashi, Y. Momiyama, et al. "Green Tea Consumption and Serum Malondialdehyde-Modified LDL Concentrations in Healthy Subjects." Journal of the American College of Nutrition 2005; 24(5):342–346. Erba, D., P. Riso, A. Bordoni, et al. "Effectiveness of Moderate Green Tea Consumption on Antiioxidative Status and Plasma Lipid Profile in Humans." Journal of Nutritional Biochemistry 2005;16(3):144–149. Tokunaga S, I.R. White, C. Frost, et al. "Green Tea Consumption and Serum Lipids and Lipoproteins in a Population of Healthy Workers in Japan." Annals of Epidemiology 2002; 12(3):157– 165. Singha, D.K., S. Banerjeeb, T.D. Portera, et al. "Green and Black Tea Extracts Inhibit HMG-CoA Reductase and Activate AMP Kinase to Decrease Cholesterol Synthesis in Hepatoma Cells." Journal of Nutritional Biochemistry 2009; 20(10):816–822.

4. Wu, S.J., P.L. Liu, L.T. Ng. "Tocotrienol-Rich Fraction of Palm Oil Exhibits Anti-inflammatory Property by Suppressing the Expression of Inflammatory Mediators in Human Monocytic Cells." Molecular Nutrition and Food Research 2008; 52(8):921–929. Das, S., K. Nesaretnam, D.K. Das. "Tocotrienols in Cardioprotection." Vitamins and Hormones 2007; 76:419–433.

5. Wittwer, C.T., C.P. Graves, M.A. Peterson, et al. "Pantethine Lipomodulation: Evidence for Cysteamine Mediation in Vitro and in Vivo." Atherosclerosis 1987; 68(1–2):41–49. Cighetti, G., M. Del Puppo, R. Paroni, et al. "Modulation of HMG- CoA Reductase Activity by Pantetheine/Pantethine." Biochimica et Biophysica Acta 1988;963(2):389–393.

chapter6 讓血液完美流動

1.　Sankar, D., M.R. Rao, G. Sambandam, K.V. Pugalendi. "A Pilot Study of Open Label Sesamin Oil in Hypertensive Diabetics." Journal of Medicinal Food 2006; 9(3):408–412.

2.　"McDonald's USA Nutrition Facts for Popular Menu Items,"effective date April 6, 2011. Accessible at http://nutrition.mcdonalds .com/ nutritionexchange/nutritionfacts.pdf. Viewed May 14, 2011.

chapter7 別讓糖與胰島素害了心臟

1.　Sankar, D., M.R. Rao, G. Sambandam, K.V. Pugalendi. "A Pilot Study of Open Label Sesamin Oil in Hypertensive Diabetics." Journal of Medicinal Food 2006; 9(3):408–412.

2.　Cefalu, W.T., and F.B. Hu. "Role of Chromium in Human Health and in Diabetes." Diabetes Care 2004; 27(11):2741–2751.

3.　Iso, H., C. Date, K. Wakai, et al. "The Relationship Between Green Tea and Total Caffeine Intake and Risk for Self-Reported Type 2 Diabetes Among Japanese Adults." Annals of Internal Medicine 2006; 144(8):554–562.

4.　Oh, C.J., E.S. Yang, S.W. Shin, et al. "Epigallocatechin Gallate, a Constituent of Green Tea, Regulates High Glucose-Induced Apoptosis." Archives of Pharmaceutical Research 2008; 31(1):34–40.

chapter8 其他心臟的危險因子

1.　Offered by SpectraCell Laboratories of Houston, Texas.

2.　Ruiz, J.R., X. Sui, F. Lobelo, et al. "Association Between Muscular Strength and Mortality in Men: Prospective Cohort Study." British Medical Journal 2008; 337(7661):92–95.

3.　Eguchi, K., S. Hoshide, S. Ishikawa, et al. "Short Sleep Duration Is an Independent Predictor of Stroke Events in Elderly Hypertensive Patients." Journal of the American Society of Hypertension 2010; 4(5):255–262.

Appendix3 消除發炎和控制高敏感性 C 反應蛋白

1. Ahluwalia, N., A. Genoux, J. Ferrieres, et al. "Iron Status Is Associated with Carotid Atherosclerotic Plaques in Middle Aged Adults." Journal of Nutrition 2010; 149(4):812–816.

2. Depalma, R.G., V.W. Hayes, B.K. Chow, et al. "Ferritin Levels, Inflammatory Biomarkers, and Mortality in Peripheral Arterial Disease: A Substudy of the Iron (Fe) and Atherosclerosis Study (FeAST) Trial." Journal of Vascular Surgery 2010; 51(6):1498–1503.

3. El Fadi, K.A., N. Ragy, M. El Batran, et al. "Periodontitis and Cardiovascular Disease: Floss and Reduce a Potential Risk Factor for CVD." Angiology 2010; 62(1):62–67.

4. Esposito, K., R. Marfella, M. Ciotola, et al. "Effect of a Mediterranean-Style Diet on Endothelial Dysfunction and Markers of Vascular Inflammation in the Metabolic Syndrome: A Randomized Trial." Journal of the American Medical Association 2004; 292(12):1440–1446.

5. Blum, S., M. Aviram, A. Ben-Amotz, Y. Levy. "Effect of a Mediterranean Meal on Postprandial Carotenoids, Paraoxonase Activity and C-Reactive Protein." Annals of Nutrition and Metabolism 2006; 50(1):20–24.

6. 6. Adamsson, V., A. Reumark, I.B. Fredriksson, E. Hammarstrom, et al. "Effects of a Healthy Nordic Diet on Cardiovascular Risk Factors in Hypercholesterolaemic Subjects: A Randomized Controlled Trial (NORDIET)." Journal of Internal Medicine 2010;Sep 28. doi:10.111/j. [Epub ahead of print].

7. Oliveira, A., F. Rodriguez-Artalego, C. Lopes. "The Association of Fruits, Vegetables, Antioxidant Vitamins and Fibre Intake with High-Sensitivity C-Reactive Protein: Sex and Body Mass Index Interactions." European Journal of Clinical Nutrition. 2009;63(11):1345–1352.

8. Micallef, M.A., I.A. Munro, M.L. Garg. "An Inverse Relationship Between Plasma n-3 Fatty Acids and C-Reactive Protein in Healthy Individuals." European Journal of Clinical Nutrition 2009;63(9):1154–1156.

9. Murakami, K., S. Sasaki, Y. Takahashi, et al. "Total n-3 Polyunsaturated Fatty Acid Intake Is Inversely Associated with Serum C-Reactive Protein in Young Japanese Women." Nutrition Research 2008; 28(5):309–314.

10. Burr, M.L., A.M. Fehily, J.F. Gilbert, et al. "Effects of Changes in Fat, Fish, and Fibre Intakes on Death and Myocardial Reinfarction: Diet and Reinfarction Trial (DART)." Lancet 1989; 2(8666):757–761.

11. Micallef, M.A. and M.L. Garg. "Anti-Inflammatory and Cardioprotective Effects of n-3 Polyunsaturated Fatty Acids and Plant Sterols in Hyperlipidemic Individuals." Atherosclerosis 2009; 204(2):476–482.

12. Brighenti, F., S. Valtuene, N. Pellegrini, et al. "Total Antioxidant Capacity of the Diet Is Inversely and Independently Related to Plasma Concentration of High-Sensitivity C-Reactive Protein in Adult Italian Subjects." British Journal of Nutrition 2005; 93(5):619– 625.

13. Sato, K., Y. Dohi, M. Kojima, et al. "Effects of Ascorbic Acid on Ambulatory Blood Pressure in Elderly Patients with Refractory Hypertension." Arzneimittelforschung 2006; 56(7):535–540.

14. Block, G., C.D. Jensen, T.B. Dalvi, et al. "Vitamin C Treatment Reduces Elevated C-Reactive Protein." Free Radical Biology and Medicine 2009; 6(1):70–77.

15. Chacko, S.A., Y. Song, L. Nathan, et al. "Relations of Dietary Magnesium Intake to Biomarkers of Inflammation and Endothelial Dysfunction in an Ethnically Diverse Cohort of Postmenopausal Women." Diabetes Care 2010; 33(2):304–310.

16. Ridker, P.M., M. Cushman, M.J. Stampfer, et al. "Inflammation, Aspirin, and the Risk of Cardiovascular Disease in Apparently Healthy Men." New England Journal of Medicine, 1997; 336(14):973– 979.

17. Kronish, I.M., N. Rieckmann, D. Shimbo, et al. "Aspirin Adherence, Aspirin Dosage, and C-Reactive Protein in the First Three Months After Acute Coronary Syndrome." American Journal of Cardiology 2010; 106(8):1090–1094.

18. Qi, L., R.M. van Dam, S. Kiu, et al. "Whole-Grain, Bran, and Cereal Fiber Intakes and Markers of Systemic Inflammation in Diabetic Women." Diabetes Care 2006, 29(2):207–211.

19. Gentile, M., S. Panico, F. Rubba, et al. "Obesity, Overweight, and Weight Gain Over Adult Life Are Main Determinants of Elevated HS-CRP in a Cohort of Mediterranean Women." European Journal of Clinical Nutrition 2010; 64(8):873–878.

20. Aeberli, I., L. Molinari, G. Spinas, et al. "Dietary Intakes of Fat and Antioxidant Vitamins Are Predictors of Subclinical Inflammation in Overweight Swiss Children." American Journal of Clinical Nutrition 2006; 84(4):748–755.

21. Kadoglou, N.P., F. Iliadis, N. Angelopoulou, et al. "The Anti-Inflammatory Effects of Exercise Training in Patients with Type 2 Diabetes." European Journal of Cardiovascular Prevention and Rehabilitation 2007; 14(6):837–843.

22. See, for example, Donges, C.E., R. Duffield, E.J. Drinkwater. "Effects of Resistance or Aerobic Exercise Training on Interleukin-6, C-Reactive Protein, and Body Composition." Medicine and Science in Sports and Exercise 2010; 42(2):304–313.

23. Hale, L.P., P.K. Greer, G.D. Sempowski. "Bromelain Treatment Alters Leukocyte Expression of Cell Surface Molecules Involved in Cellular Adhesion and Activation." Clinical Immunology 2002; 104(2):183–190.

24. Monagas, M., N. Khan, C. Andres-Lacueva, et al. "Effect of Cocoa Powder on the Modulation of Inflammatory Biomarkers in Patients at High Risk of Cardiovascular Disease." American Journal of Clinical Nutrition 2009; 90(5):1144–1150.

25. Wang, X.L., D.L. Rainwater, C. Mahaney, R. Stocker. "Cosupplementation with Vitamin E and Coenzyme Q10 Reduces Circulating Markers of Inflammation in Baboons." American Journal of Clinical Nutrition 2004; 80(3):649–655.

26. Schmelzer, C., I. Lindner, G. Rimbach, et al. "Functions of Coenzyme Q10 in Inflammation and Gene Expression." Biofactors 2008; 32(1–4):179–183.

27. Melgarejo, E., M.A. Medina, F. Sanchez-Jimenez, J.L. Urdiales. "Epigallocatechin Gallate Reduces Human Monocyte Mobility and Adhesion in Vitro." British Journal of Pharmacology 2009; 158(7):1705–1712.

28. Yamakuchi, M., C. Bao, M. Ferlito, C.J. Lowenstein. "Epigallocatechin Gallate Inhibits Endothelial Exocytosis." Journal of Biological Chemistry 2008; 389(7):935–941.

29. Mink, P.J., C.G. Scafford, L.M. Barraj, et al. "Flavonoid Intake and Cardiovascular Disease Mortality: A Prospective Study in Postmenopausal Women." American Journal of Clinical Nutrition 2007; 85(3):895–909.

30. Belcaro, G., M.R. Cesarone, S. Errichi, et al. "Variations in C-Reactive Protein, Plasma Free Radicals and Fibrinogen Values in Patients with Osteoarthritis Treated with Pycnogenol." Redox Report 2008; 13(6):271–276.

31. Walker, A.F., G. Marakis, E. Simpson, et al. "Hypotensive Effects of Hawthorn for Patients with Diabetes Taking Prescription Drugs: A Randomised Controlled Trial." British Journal of General Practice 2006; 56(527):437–443.

32. Sola, S., M.Q. Mir, F.A. Cheerna, et al. "Irbesartan and Lipoic Acid Improve Endothelial Function and Reduce Markers of Inflammation in the Metabolic Syndrome: Results of the Irbesartan and Lipoic Acid in Endothelial Dysfunction (ISLAND) Study."Circulation 2005; 111(3):343–348.

Appendix4 減少氧化壓力

1. Roberts, W.G., M.H. Gordon, A.F. Walker. "Effects of Enhanced Consumption of Fruit and Vegetables on Plasma Antioxidant Status and Oxidative Resistance of LDL in Smokers Supplemented with Fish Oil." European Journal of Clinical Nutrition 2003;57(10):1303–1310.

2. Houston, M., et al. "Juice Powder Concentrate and Systemic Blood Pressure, Progression of Coronary Artery Calcium and Antioxidant Status in Hypertensive Subjects: A Pilot Study."Evidenced-Based Complementary and Alternative Medicine 2007;4:455–462.

3. Coimbra, S., E. Castro, P. Rocha- Pereira, et al. "The Effect of Green Tea in Oxidative Stress. Clinical Nutrition 2006; 25(5): 790– 796.

4. Young, J.F., L.O. Dragstedt, J. Haraldsdottir, et al. "Green Tea Extract Only Affects Markers of Oxidative Status Postprandially:Lasting Antioxidant Effect of Flavonoid-Free Diet." British Journal of Nutrition 2002; 87(4):343–355.

5. Kedziora-Kornatowska, K., K. Szewczyk-Golec, M. Kozakiewicz, et al. "Melatonin Improves Oxidative Stress Parameters Measured in the Blood of Elderly Type 2 Diabetic Patients." Journal of Pineal Research 2009; 46(3):333–337.

6. Blankenberg, S., H.J. Rupprecht, C. Bickel, et al. "Glutathione Peroxidase 1 Activity and Cardiovascular Events in Patients with Coronary Artery Disease." New England Journal of Medicine 2003; 349(17):1605– 1613.

7. Southon, S. "Increased Fruit and Vegetable Consumption:Potential Health Benefits." Nutrition, Metabolism, and Cardiovascular Disease 2001; 11(4 Suppl):78–81.

8. Hninger, I., M. Chopra, D.I. Thurnham, et al. "Effect of Increased Fruit and Vegetable Intake on the Susceptibility of Lipoprotein to Oxidation in Smokers." European Journal of Clinical Nutrition 1997; 51(9):601–606.

Appendix5 抗氧化劑、抗發炎補充劑和其他方法

1. Salmeron, J., F.B. Hu, J.E. Manson, et al. "Dietary Fat Intake and Risk of Type 2 Diabetes in Women." American Journal of Clinical Nutrition 2001; 73(6):1019–1026. Lichtenstein, A.H., L.M. Ausman, S.M. Jalbert, et al. "Effects of Different Forms of Dietary Hydrogenated Fats on Serum Lipoprotein Cholesterol Levels." New England Journal of Medicine 1999; 340(25):1933–1940. Lemaitre, R.N., I.B. King, T.E. Raghunathan, et al. "Cell Membrane Trans-Fatty Acids and the Risk of Primary Cardiac Arrest." Circulation 2002; 105(6):697–701. Oomen, C.M., M.C. Ocke, E.J. Feskens, et al. "Association Between Trans Fatty Acid Intake and 10-year Risk of Coronary Heart Disease in the Zutphen Elderly Study: A Prospective Population-Based Study." Lancet 2001; 357(9258):746–751. Schaefer, E.J. "Lipoprotein, Nutrition, and Heart Disease." American Journal of Clinical Nutrition 2002; 75(2):191–212.

2. Wu, W.H., Y.P. Kang, N.H. Wang, et al. "Sesame Ingestion Affects Sex Hormones, Antioxidant Status, and Blood Lipids in Postmenopausal Women." Journal of Nutritional Science and Vitaminology (Tokyo) 2006; 136(5):1270–1275.

3. Sankar, D., M.R. Rao, G. Sambandam, K.V. Pugalendi. "A Pilot Study of Open Label Sesamin Oil in Hypertensive Diabetics." Journal of Medicinal Food 2006; 9(3):408–412.

4. Miyawaki, T., H. Aono, Y. Toyoda- Ona,et al. "Antihypertensive Effects of Sesamin in Humans." Journal of Nutritional Science and Vitaminology (Tokyo) 2009; 55(1):87–91.

5.　Harikumar, K.B., B. Sung, S.T. Tharakan, et al. "Sesamin Manifests Chemopreventive Effects Through the Suppression of NF-Kappa B-Regulated Cell Survival, Proliferation, Invasion, and Angiogenic Gene Products." Molecular Cancer Research 2010; 8(5):751– 761.

6.　Raederstorff, D.G., M.F. Schlacter, V. Elste, et al. "Effect of EGCG on Lipid Absorption and Plasma Lipid Levels in Rats." Journal of Nutritional Biochemistry 2003; 14(6):326–332. Lin, J.K. and S.Y. Lin-Shiau. "Mechanisms of Hypolipidemic and Anti-Obesity Effects of Tea and Tea Polyphenols." Molecular Nutrition and Food Research 2006; 50(2): 211–217. Hirano-Ohmori, R., R. Takahashi, Y. Momiyama, et al. "Green Tea Consumption and Serum Malondialdehyde- Modified LDL Concentrations in Healthy Subjects." Journal of the American College of Nutrition 2005; 24(5): 342–346. Erba, D., P. Riso, A. Bordoni, et al. "Effectiveness of Moderate Green Tea Consumption on Antioxidative Status and Plasma Lipid Profile in Humans." Journal of Nutritional Biochemistry 2005; 16(3): 144–149. Tokunaga, S., I.R. White, C. Frost, et al. "Green Tea Consumption and Serum Lipids and Lipoproteins in a Population of Healthy Workers in Japan." Annals of Epidemiology 2002; 12(3):157– 165. Singha, D.K., S. Banerjeeb, T.D. Portera, et al. "Green and Black Tea Extracts Inhibit HMG-Coa Reductase and Activate AMP Kinase to Decrease Cholesterol Synthesis in Hepatoma Cells." Journal of Nutritional Biochemistry 2009; 20(10): 816–822.

7.　Mozaffarian, D., and E.B. Rimm. "Fish Intake, Contaminants, and Human Health: Evaluating the Risk and the Benefits." Journal of the American Medical Association 2006; 296(15):1885–1899.

8.　Farzaneh- Far, R., J. Lin, E.S. Epel, et al. "Association of Marine Omega-3 Fatty Acid Levels with Telomeric Aging in Patients with Coronary Heart Disease." Journal of the American Medical Association 2010; 303(3):250–257.

9.　Grouilette, S.W., J.S. Moore, A.D. McMahon, et al. "Telomere Length, Risk of Coronary Heart Disease, and Statin Treatment in the West of Scotland Primary Prevention Study: A Nested Case-Control Study." Lancet 2007; 369(9556):107–114.

10.　The Coronary Drug Project Research Group. "Clofibrate and Niacin in Coronary Heart Disease." Journal of the American Medical Association 1975; 231:360–381.

11. Qureshi, A.A., S.S. Sami, W.A. Salser, F.A. Khan. "Dose- Dependent Suppression of Serum Cholesterol by Tocotrienol- Rich Fraction (TRF25) of Rice Bran in Hypercholesterolemic Humans." Atherosclerosis 2002; 161(1).199–207.

12. Wu, S.J., P.L. Liu, L.T. Ng. "Tocotrienol-Rich Fraction of Palm Oil Exhibits Anti-Inflammatory Property by Suppressing the Expression of Inflammatory Mediators in Human Monocytic Cells." Molecular Nutrition and Food Research. 2008; 52(8):921–929. Das, S., K. Nesaretnam, D.K. Das. "Tocotrienols in Cardioprotection." Vitamins and Hormones 2007; 76:419–433.

13. Wittwer, C.T., C.P. Graves, M.A. Peterson, et al. "Pantethine Lipomodulation: Evidence for Cysteamine Mediation in Vitro and in Vivo." Atherosclerosis 1987; 68(1–2):41–49. Cighetti, G., M. Del Puppo, R. Paroni, et al. "Modulation of HMG-CoA Reductase Activity by Pantetheine/Pantethine." Biochimica et Biophysica Acta 1988; 963(2):389–393.

14. Blair, S.N., D.M. Capuzzi, S.O. Gottlieb, et al. "Incremental Reduction of Serum Total Cholesterol and Low-Density Lipoprotein Cholesterol with the Addition of Plant Stanol Ester-Containing Spread to Statin Therapy." American Journal of Cardiology 2000;86(1):46–52. Lichtenstein, A.H. and R.J. Deckelbaum. "AHA ScienceAdvisory. Stanol/Sterol Ester-Containing Foods and Blood Cholesterol Levels: A Statement for Healthcare Professionals from the Nutrition Committee of the Council on Nutrition, Physical Activity, and Metabolism of the American Heart Association." Circulation 2001; 103(8):1177–1779. Plat, J., D.A. Kerckhoffs, R.P. Mensink. "Therapeutic Potential of Plant Sterols and Stanols." Current Opinions in Lipidology 2000; 11(6):571–576. De Jong, A., J. Plat, R.P. Mensink. "Metabolic Effects of Plant Sterols and Stanols (Review)." Journal of Nutritional Biochemistry 2003; 14(7):362–369. Katan, M.B., S.M. Grundy, P. Jones, et al. "Efficacy and Safety of Plant Stanols and Sterols in the Management of Blood Cholesterol Levels." Mayo Clinic Proceedings 2003; 78(8):965–978.

Appendix6 冠狀動脈相關疾病的營養補充方案

1. 1. Geleijnse, J.M., C. Vermeer, D.E. Grobbee, et al. "Dietary Intake of Menaquinone Is Associated with a Reduced Risk of Coronary Heart Disease: The Rotterdam.

本書相關名詞中英對照表

ABI (ankle-brachial index)
踝肱指數

ACE (angiotensin-converting enzyme)
血管張力素轉換酶

adrenaline
腎上腺素

adventitia
外膜

ajoenes
大蒜稀

ALCAR (acetyl L-carnitine)
乙醯左旋肉鹼

allicin
大蒜素

alpha-lipoic acid (ALA)
α-硫辛酸

Alzheimer's disease
阿茲海默症

American Journal of Clinical Nutrition
美國臨床營養學期刊

antioxidant
抗氧化劑

aortic calcifications
主動脈鈣化

apolipoprotein
載脂蛋白

ARBs (angiotensin receptor blockers)
ARB 類藥物（血管張力素受體阻斷劑）

arginine
精胺酸

arrhythmias
心律失調

arsenic
砷

arthritis
關節炎

atherosclerosis
動脈粥狀硬化

ATP (adenosine triphosphate)
三磷酸腺苷

BCAA (branched-chain amino acids)
支鏈胺基酸

beta-blockers
β-受體阻斷劑

beta-carotene
β - 胡蘿蔔素

beta-cryptoxanthin
β - 隱黃素

biotin
生物素

body mass index (BMI)
身體質量指數

British Journal of Nutrition
英國營養學期刊

British Journal of
Pharmacology
英國藥理學期刊

bromelain
鳳梨酵素

calcium channel blockers(CCB)
鈣離子阻斷劑

CAPWA (computerized
arterial pulse waveform
analysis)
電腦動脈脈搏波形分析

cardiac output (CO)
心輸出量

carnitine
肉鹼

carnosine
肌肽

catalase
過氧化氫酶

cataracts
白內障

catechin
兒茶素

central blood pressure
(CBP)
中央血壓

chromium
鉻

cis-fatty acids
順式脂肪酸

CLA (conjugated linoleic acid)
共軛亞麻油酸

coenzyme Q10
CoQ10)
輔酶 Q10

colitis
結腸炎

congestive heart failure
充血性心臟衰竭

copper
銅

cortisol
皮質醇

C-reactive protein (CRP)
C- 反應蛋白

curcumin
薑黃素

cysteine
半胱胺酸

cytokines
細胞激素

DART (Diet and Reinfarction Trial)
再梗塞試行飲食

DASH diet
得舒飲食

depression
憂鬱症

diabetes
糖尿病

Dickerson exercise
迪克森運動

digital thermal monitoring (DTM)
數位溫度監控

diuretics
利尿劑

dyslipidemia
血脂異常

EGCG (epigallocatechin gallate)
兒茶素

electrocardiogram (EKG)
心電圖

emphysema
肺氣腫

endothelial dysfunction
內皮細胞功能失調

estradiol
雌二醇

fasting blood glucose test
空腹血糖測試

ferritin
鐵蛋白

flavonoids
類黃酮

galactomannan
半乳糖甘露聚醣

Genistein
金雀異黃酮

GLA (gamma-linolenic acid)
γ - 次亞麻油酸

glomerular filtration rate (GFR)
腎絲球濾過率

glucose tolerance test
葡萄糖耐受性檢查

glutamine
麩醯胺酸

glutathione (GSH)
穀胱甘肽

glutathione peroxidase (GP)
穀胱甘肽過氧化酶

gluten in wheat
小麥麩質

glycogen
肝醣

HDL (high-density
lipoprotein)
高密度脂蛋白

hemoglobin A1c (HbA1c)
糖化血色素

Hesperidin
橙皮苷

homocysteine
同半胱胺酸

HS-CRP (high-sensitivity
C-reactiveprotein)
高敏感 C 反應蛋白

hydrogen peroxide
過氧化氫

hypercholesterolemia
高膽固醇血症

hyperglycemia
高血糖

hyperhomocysteinemia
高同半胱胺酸血症

hypertensive retinopathy
高血壓視網膜病變

hypothyroidism
甲狀腺功能減退症

IDL (intermediate-
densitylipoprotein)
中密度脂蛋白

IHN (inositol hexanicotinate)
菸鹼酸肌醇酯

IMT test
內膜中層厚度測試

insulin resistance
胰島素阻抗

interleukin
介白素

intima
內膜

Iowa Women's Health Study
愛荷華女性健康監測研究

JELIS (Japan EPA Lipid Intervention
日本 EPA 脂質干預研究

Journal of Internal Medicine
內科醫學期刊

Journal of Medicinal Food
藥用食品期刊

Journal of the American Medical Association (JAMA)
美國醫學協會（JAMA）

LDL (low-density lipoprotein)
低密度脂蛋白

lead
鉛

left ventricular hypertrophy (LVH)
左心室肥大

lipoic acid (LA)
硫辛酸

lipoproteins
脂蛋白

lumen
內腔

lutein
葉黃素

lycopene
茄紅素

Lyon Diet Heart Study
里昂心臟飲食研究

macular degeneration
黃斑部病變

magnesium
鎂

masked hypertension
屏蔽高血壓

MDA (malondialdehyde)2
丙二醛

melatonin
褪黑激素

mercury
汞

metabolic syndrome
代謝症候群

metallomatrix proteins (MMPs)
基質金屬蛋白酵素

methionine
甲硫胺酸

microalbuminuria
微白蛋白

mitochondria
粒腺體

monounsaturated fatty
acids(MUFAs)
單元不飽和脂肪酸

MTHFR
(methylenetetrahydrofolate
reductase)
亞甲基還原酶

MTHR
甲基四氫葉酸還原酶

myeloperoxidase
髓過氧化物酶

myokines
肌肉激素

n-acetyl cysteine (NAC)
N- 乙醯半胱胺酸

neopterin
新喋呤

nettles
蕁麻

New England Journal of
Medicine
新英格蘭醫學期刊

niacin
菸鹼酸

nitric oxide (NO)
一氧化氮（NO）

nutmeg
肉荳蔻

NutraSweet
阿斯巴甜

oleic acid
油酸

osteoarthritis
骨關節炎

osteoporosis
骨質疏鬆症

oxidative stress
氧化壓力

pace wave velocity (PWV)
速度波速度

pancreatitis
胰臟炎

pantethine
泛硫乙胺

Pantothenate
泛酸

paraoxonase-1 (PON-1)
對氧磷酶 1

Parkinson's disease
帕金森症

periodontal disease
牙周病

peripheral artery disease
周邊動脈阻塞性疾病

plant sterols
植物固醇

pneumonia
肺炎

polyphenols
多酚

polyunsaturated fatty acids
(PUFAs)
多不飽和脂肪酸（多不飽和脂
肪酸）

potassium
鉀

pycnogenol
碧容健

resveratrol
白藜蘆醇

r-lipoic acid (RLA)
硫辛酸

rosemary
迷迭香

Rutin
芸香苷

saccharin
糖精

selenium
硒

serum amyloid A
血清澱粉樣蛋白 A

sesame
(sesame seeds; sesamin)
芝麻（芝麻，芝麻素）

sinusitis
鼻竇炎

skin lesions
皮膚病變

sleep apnea
睡眠呼吸中止症

SNP (single
nucleotidepolymorphism)
單核苷酸多型性

SOD (superoxide dismutase)
超氧化物歧化酶

statins
他汀類藥物

Study
內科醫學期刊

sucralose
三氯蔗糖

tarragon
龍蒿

taurine
牛磺酸

TBARS (thiobarbituric acid
reactive substances)
TBARS（硫代巴比妥酸反應
物質）

telomere
端粒

testosterone
睪固酮

thyroid-stimulating
hormone(TSH)
促甲狀腺激素（TSH）

tocopherols
生育酚

tocotrienols
三烯生育醇

total antioxidant capacity
(TAC)
總抗氧化能力（TAC）

total cholesterol(TC)
總膽固醇

trans-fatty acids
反式脂肪酸

trans-resveratrol
反式白藜蘆醇

triglycerides(TG)
三酸甘油酯

tumor necrosis factor alpha
(TNFalpha)
腫瘤壞死因子 α

turmeric
薑黃

uric acid
尿酸

VLDL (very-low-density
lipoprotein)
VLDL（極低密度脂蛋白）

wheat gluten
小麥麩質

whey protein
乳清蛋白

white coat hypertension
白袍高血壓

zinc
鋅

作者 ｜ 馬克．休斯頓（**Mark C. Houston**）醫師

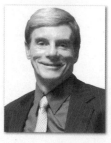

康涅狄克港橋大學臨床人類營養學碩士
凡登堡醫學院學士
美國田納西州孟菲斯羅德大學化學學士

獎項
希爾曼最優教授醫師獎（Hillman Award for Best
Teacher. Dr.）

經歷
凡登堡大學醫學院臨床副教授
高血壓研究所、血管生理和延壽研究所主任
專擅高血壓、血脂失調等領域，預防和治療心腦血管疾病、營養、臨床
年齡管理，和一般內科的臨床研究。
營養部門主管、醫學繼續教育（CME）主任
加州、舊金山大學完成實習後回到凡登堡醫學中心擔任總醫師
田納西州納什維爾的聖托馬斯醫療集團醫生
聖托馬斯醫院血管研究所醫生
20 個主要美國醫學期刊的諮詢審稿人
美國保健品協會醫療顧問委員會（ANA）編審
美國保健品協會期刊（JANA）總編輯
東南高血壓控制聯盟（COSEHC）信託執行董事會成員

認證
內科美國委員會、美國高血壓學會（ASH）臨床高血壓專科醫師
（FASH）、美國抗衰老醫學委員會（ABAAM）。

研究
休斯頓醫師在國內外有超過 10000 篇以上的高血壓講座，也發表發表
150 餘篇的醫學期刊文章、手冊和影片等，以及七十多個高血壓、高血
脂和心血管疾病的臨床研究。

著作
暢銷作品包括：《抗高血壓治療手冊》、《臨床血管生理學》、《學生
和臨床醫生的高血壓手冊》、《關於心臟病，醫師可能不會說的事》、
《關於高血壓，醫師可能不會說的事》（博思智庫近期出版）等。

總審訂 ┃ 歐忠儒 醫學博士（Dr. O）

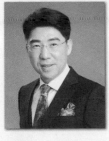

學歷

英國肯邦大學醫學博士
美國環宇大學東西方自然醫學研究所教授
美國自然醫學會（American Naturopathic Medical
Association）認證醫師（Naturopathic Physician）

經歷

中華功能醫學協會理事長
瀚仕（台灣）功能醫學研究中心創辦人
健拓（上海）功能醫學研究中心創辦人
美國 Genova Diagnostic 資深顧問
美國 A4M（American Academy of Anti-Aging Medicine）抗老化醫學會
會員
美國 IFM（Institute for Functional Medicine）

著作

《自閉症生物療法》、《過敏來找碴》、《管好荷爾蒙不生病：找對方法，
身體自然好！》、《自己是最好的解毒醫生：八大名醫教排毒》、《荷
爾蒙叛變：人類疾病的元凶──打擊老化 × 肥胖 × 失智 × 癌症 × 三
高相關衍生退化病變》（博思智庫出版）

編譯 ┃ 林俊忠 醫師（Dr. Zero）

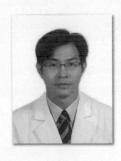

學經歷

台灣大學 1997 年醫學系畢業
現任亞東醫院心臟科主治醫師、林口長庚內科住院醫
師心臟科研究員、中華民國介入性心臟醫學專科醫師

專長

心臟內科醫學、介入性心臟醫學、血管生理學、
功能醫學

瀚仕功能醫學研究中心

21世紀最重要的健康醫學

健康管理新思維—功能醫學

　　人體的不適在被檢查出來之前，其實就已經潛伏著可能誘發疾病的生化失衡，身體裡的各個生理系統環環相扣，只要有一方失衡，就會如同骨牌效應般的使健康出現狀況，導致迅速衰老。

　　功能醫學是以科學為基礎的健康評估手段，功能醫學強調人體的生化獨特性，及每個人由於遺傳和環境的不同，所擁有的生理、生化代謝及健康的狀況或疾病的形成等方式也是唯一的。換言之，每個人的健康都需要不同的管理方式，依據不同的體質狀況來安排適當的照護模式。

亞洲第一家功能醫學實驗室

　　瀚仕功能醫學研究中心是以人為本，用最先進的科學檢測方法檢測基因、功能、病理、再配合生活型態的調整，以功能醫學、病裡醫學、基因體醫學、營養醫學、生活醫學的「五合一」的「個人化醫學」，使每個人都能達到最佳的健康狀況。

健康是積極的活力，
不是沒有疾病而已！

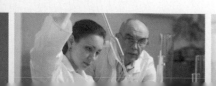
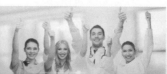
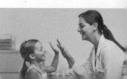

瀚仕功能醫學中心的優勢

- ISO 15189:2007 TAF認證實驗室
- 亞洲唯一從事功能醫學檢測實驗室
- 擁有技術精專的醫療檢驗團隊
- 國內首將液相層析串聯式質譜儀LC-MS/MS、氣相質譜儀GC-MS、感應耦合電漿放射質譜儀ICP-MS級超高效能液相層析儀UHPLC應用於臨醫學的檢驗中心
- 具有十多年功能醫學臨床經驗，可提供臨床醫師最完整的應用教育
- 提供完整的健康管理諮詢
- 提供最實用的個人化檢測報告
- 與世界最頂尖的功能醫學單位策略聯盟，研發個人化的營養專屬處方

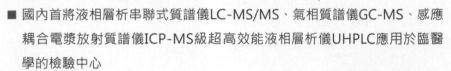

檢測與諮詢項目

- 血糖代謝功能評估
- 低密度脂蛋白（LDL-C）亞型分析
- 血管內皮功能健康評估
- 血管發炎指標分析
- 心肌功能健康評估

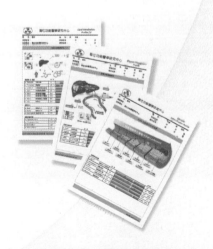

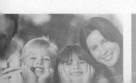

健康評估技術的專業領導者・瀚仕功能醫學研究中心
地址：台北市中山區松江路369號5樓

電話：(02)2501-5598　傳真：(02)2501-5698　網址：http://www.redoxfm.com/

國家圖書館出版品預行編目（CIP）資料

關於心臟病，醫生可能不會說的事：揭露冠心病真相，教你面對心臟代謝的革命性飲食計畫 / 馬克‧休斯頓 (Mark C. Houston) 作 . -- 第一版 . -- 臺北市：博思智庫，民 105.07 面；公分
譯自：What your doctor may not tell you about heart disease
ISBN 978-986-92988-3-4(平裝)

1. 心臟病

415.31　　　　　　　　　　　　105010863

 預防醫學 11

What Your Doctor May Not Tell You About Heart Disease

關於心臟病，醫生可能不會說的事：
揭露冠心病真相，教你面對心臟代謝的革命性飲食計畫

原　　著｜馬克‧休斯頓（Mark C. Houston,MD,MS）
總 審 訂｜歐忠儒
編　　譯｜林俊忠
執行編輯｜吳翔逸
資料協力｜劉書竹
美術設計｜蔡雅芬
行銷策劃｜李依芳

發 行 人｜黃輝煌
社　　長｜蕭艷秋
財務顧問｜蕭聰傑
發行單位｜博思智庫股份有限公司
地　　址｜104 台北市中山區松江路 206 號 14 樓之 4
電　　話｜（02）25623277
傳　　真｜（02）25632892

總 代 理｜聯合發行股份有限公司
電　　話｜（02）29178022
傳　　真｜（02）29156275

印　　製｜永光彩色印刷股份有限公司
定　　價｜350 元
第一版第一刷 中華民國 105 年 07 月

ISBN 978-986-92988-3-4
© 2016 Broad Think Tank Print in Taiwan

博思智庫股份有限公司

博思智庫粉絲團　Facebook.com/broadthinktank